呼吸を科学する

―息の長い話―

著 西野 卓
千葉大学名誉教授
公益財団法人 化学療法研究会
化学療法研究所附属病院院長

克誠堂出版

序　文

　息を引き取るといえば、"死ぬ"ことを意味するが、この表現は江戸時代の浄瑠璃に由来しているらしい。"死ぬ"ことの逆は生まれるであるが、生まれた後は死ぬまで息をし続けて生きるのである。事実、日本語の"生きる"という言葉は"息"から派生したらしい。現在、われわれは息をすること、すなわち空気の出し入れと細胞でのガス交換の両方を含めた生命維持活動を"呼吸"という言葉で表している。呼吸は肺を中心とした呼吸器で発生するが、呼吸器は空気を介して外界と接触する機会が多く、そのため感染や腫瘍、アレルギーが起きやすい器官である。したがって、呼吸器は生きるために重要な器官であると同時に、病気になりやすい器官であるともいえる。

　今から200年以上前にフランスの科学者ラボアジェは"呼吸とは空気中の酸素を使って二酸化炭素と水を生じる燃焼の一過程である"と呼吸を定義した。以来、呼吸に対する研究、特に呼吸生理学は急速に発展し、特に20世紀は飛躍的な進歩があり、ガス交換に関する基本的な問題の多くは解明された。しかし、現在でも呼吸器疾患の治療という面では、多くの未解決問題が残されたままになっている。また、呼吸には泣く、笑う、話す、歌うなど、ガス交換以外の多くの高度機能が存在するが、これらの機能に対する研究はまだ手付かずの状態である。その意味では、今後も息の長い努力が必要であろう。

　さて、本書は呼吸の専門家以外の医療関係者に少しでも呼吸というものに興味を持っていただきたいという思いで、一研究者として現役を退く際に執筆することを考えた。これは、研究というものは本人だけではなく、

社会からの理解と応援があって初めて成り立つものだということを長い研究生活の中で実感したからである。本書はいわゆる教科書ではなく、呼吸というものに少しでも興味を持っていただければ幸いというような気持ちで執筆した。基礎的な呼吸生理学の部分も、なるべく数式などは使わず概念が理解できれば良しとする感覚で書いたつもりである。

　また、本書は自分を育ててくれた恩師故・本田良行先生、故・Sukhamay Lahiri両先生に捧げるつもりで執筆した。さらに、本書の執筆に関して専門家の立場から助言してくれた化研病院呼吸器センター部長・増山英則先生と本書出版のために尽力された克誠堂出版の方々に厚く御礼を申し上げたい。最後に、長い研究生活を支えてくれ、本書の原稿を専門家以外の立場から通読し助言をくれた妻・西野薫に感謝したい。

2014年10月吉日

西野　卓

目　次

プロローグ 1
　ラヴォアジェの功績／1

1. 息をする仕組み 5

　呼吸中枢 5
　呼吸中枢からの出力 7
　呼吸筋の特性 8
　低酸素刺激と二酸化炭素刺激 10
　化学受容器 12
　化学調節 15
　呼吸の化学調節研究発展の陰で 15
　肺を守る咳の役目 19
　　1．気道防御反射／19
　　2．気道防御反射以外の肺を守る機能／21
　呼吸に付随した高度な機能と行動性調節 23
　　1．話すということ／23
　　2．泣くこと、笑うこと／25
　人工呼吸 26
　　1．バッキング（bucking）とファイティング（fighting）／28
　　2．ピープ（PEEP）とシーパップ（CPAP）／29

v

II. 肺におけるガス交換 ... 31

ガス交換の仕組み ... 31
  1. 胸郭の構造／31
  2. 気道と肺の構造／33
  3. 肺循環／36
    (a)死腔と肺シャント　　(b)低酸素性肺血管収縮
  4. 人工肺／40
  5. 哺乳類とほかの脊椎動物の違い／42
    (a)鳥　　(b)魚　　(c)両生類と爬虫類

血液による酸素と二酸化炭素の運搬 ... 44
  1. ヒトヘモグロビンの特性／46
  2. 長時間潜水できる能力／48
  3. パルスオキシメータと酸素飽和度／50
  4. 組織呼吸／51
  5. 血液ガスと酸塩基平衡／53
    (a)物理的緩衝作用　　(b)呼吸による緩衝作用　　(c)腎による緩衝作用
  6. 酸塩基平衡障害の治療／55

III. 呼吸機能検査 ... 59

二酸化炭素換気応答および低酸素換気応答 ... 59
気道防御機能反射 ... 62
スパイロメトリー ... 62
フローボリューム曲線 ... 64
肺拡散能 ... 65

IV. 息を始め、息を続けること ... 69

産声（うぶごえ） ... 69
未熟児無呼吸発作 ... 71
成人の無呼吸発作 ... 72
環境変化への適応 ... 76
   1. 運動適応／76
   2. 高所適応／78
   3. 低酸素環境／80
   4. 高圧環境／81

V. 呼吸器系に発生する症状 ... 85

胸痛 ... 85
気道違和感 ... 87
動悸 ... 87
咳 ... 88
くしゃみ ... 90
しゃっくり ... 91
血痰・喀血 ... 91
呼吸困難 ... 92
喘鳴 ... 95
鼾（いびき） ... 96
嗄声 ... 97

VI. 呼吸器系の病気 99

呼吸器系の代表的な病気 99

  1. 喘息／99

  2. 喘息性気管支炎／101

  3. 慢性閉塞性肺疾患／101

  4. 感染症／103

      (a)上気道炎　　(b)気管支炎　　(c)肺炎　　(d)肺結核

      (e)肺真菌症　　(f)誤嚥性肺炎

  5. ARDS（急性呼吸窮迫症候群）／110

  6. 気胸／110

  7. 悪性腫瘍／111

  8. 良性腫瘍／112

  9. 肺サルコイドーシス／113

  10. 肺血栓塞栓症／113

  11. 睡眠時無呼吸症候群／114

  12. 重症筋無力症／118

呼吸障害 119

  1. 換気障害／120

  2. 酸素化障害／120

  3. そのほかの障害／120

呼吸器疾患の治療法と問題点 120

  1. 抗生物質の不適切な使用／121

  2. 人工呼吸関連肺傷害（ventilatory-associated lung injury：VALI）／121

  3. 肺移植医療とその問題点／123

  4. 再生医療／123

  5. 呼吸リハビリテーション／124

VII. 呼吸と肥満 127

    肥満の定義と日本の現状 127
    肥満の要因 128
    肥満の呼吸への悪影響 129
    やせるためには 132
    薬物療法 133
    外科療法 133

VIII. 麻酔と呼吸 137

    麻酔の発見 137
    麻酔による呼吸調節系の変化 141
    麻酔による呼吸メカニクスの変化 142
    麻酔関連薬物の気道抵抗に与える影響 143
    周術期の低酸素性肺血管収縮 144
    呼吸器外科手術と麻酔 145

IX. 呼吸器系のあまり知られていない機能（非呼吸性機能）... 147

    代謝臓器としての肺 147
    薬物投与経路 149
    代替医療と呼吸 150

    エピローグ 153
索引 155

コラム一覧

医学研究の暗黒時代 ... 3
呼吸リズムの形成 ... 7
呼吸筋の疲労 ... 10
末梢化学受容器と動脈圧受容器 ... 14
気道防御反射の種差 ... 21
食道発声と人工喉頭 ... 25
人工呼吸の歴史 ... 27
人工呼吸による換気モード ... 28
人工肺サーファクタント ... 36
心肺蘇生 ... 45
人工赤血球 ... 46
マラリアと鎌状赤血球 ... 48
ミトコンドリアと運動能力 ... 52
糖尿病と代謝性アシドーシス ... 55
化学感受性と換気量測定の問題点 ... 61
ガスメディエータとしての一酸化炭素 ... 66
新生児遷延性肺高血圧 ... 71
先天性無痛無汗症 ... 87

過換気症候群の治療 ... 88
咳失神 ... 90
呼吸困難と疼痛の共通性 ... 94
呼吸困難感の質の違い ... 95
いびきとアルコール ... 96
反回神経の損傷 ... 97
喘息死 ... 100
COPDに対する外科療法 ... 103
N95マスク ... 106
間質性肺炎 ... 109
エコノミー症候群 ... 114
睡眠時無呼吸症候群と事故 ... 117
胸腺と重症筋無力症の関係 ... 119
肥満治療の費用 ... 134
麻酔と呼吸に関連した素朴な疑問 ... 139
麻酔薬の残存効果 ... 141
座禅の呼吸法とセロトニン ... 151

プロローグ

　私は小さいころから人を観察することが好きだった。ある時、目の前で眠っている弟をじっくり見ていた。ゆっくりと胸やお腹が膨らみ、やがて急に萎んでいく。次に自分の手のひらを弟の鼻や口の前に近づけてみた。胸やお腹が凹むと同時に温かい吐息を感じた。目の前で眠っている弟は息をしていたのである。眠っている弟を起こさないように鼻の前に糸を垂れてみる。糸の先は鼻の穴の中に吸い込まれそうになる。これがとても面白い。ちょっと油断をしたとたんに、眠っている弟はくしゃみをした。そして目を覚まし、"何をしてたの！？"と弟は怒って私に聞いた。"息を調べていたのだよ"これが私の答えで、"もうやめてよ"と弟は言って再び眠りについた。

　息をすると何で胸やお腹が動くのだろう、何で息は温かいのだろう、くしゃみは何で出るのだろう、こんな疑問が次々と浮かんできた。

ラヴォアジェの功績

　現代の人に"息は何故するのか"と聞いてみれば、多くの人が空気中から酸素を取り入れるためと答えるかもしれない。しかし、空気中での酸素の存在は18世紀になって初めて知られるようになったのである。医学というものがこの世に誕生してから、正確にいえばキリスト生誕の時代から1500年以上も信じられてきた考えは"息は体を冷やすために必要だ"ということである コラム1 。確かに犬が息をするのを見ていると、息が体を冷やすために重要だというのは直感的に理解できる。しかし、冷たい空気だけを吸っていても命は保てない。生きるためには新鮮な空気が必要なので

1

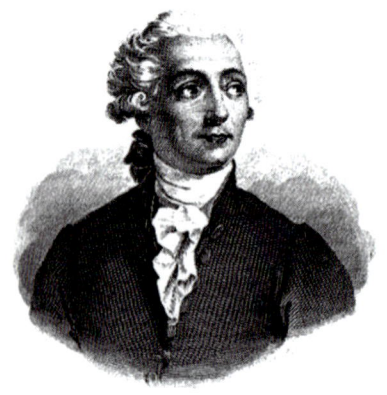

図2 アントワーヌ＝ローランド・ラヴォアジェ（1743〜1794年）の肖像
（ウィキペディアより：ファイル：Antoine lavoisier.jpg）

ある。

　吐き出す息は温かい。18世紀に酸素と二酸化炭素が気体として発見され、温かい息の中にも二酸化炭素が存在することが分かった。やがて、息をすることの本質、すなわち呼吸の役目が少しずつ解明されてきた。呼吸を近代的な意味で明確に定義づけたのは、18世紀の化学の巨人と称されたラヴォアジェ［Lavoisier（図1）］である。

　彼は、呼吸とは空気中の酸素（O_2）を使って二酸化炭素（CO_2）と水を生じる燃焼の一過程であると定義した。体温はこの燃焼によって保たれているのである。ラヴォアジェのいう呼吸には2つの過程が含まれている。一つは肺におけるガス交換であり、これは肺呼吸あるいは外呼吸と呼ばれている。もう一つは体内での燃焼過程、すなわち有酸素代謝活動であり、組織呼吸あるいは内呼吸と呼ばれている。また、肺と組織の間の酸素や二酸化炭素のガス運搬には血液が介在している。これにより、古代より考えられていた息をすること（肺呼吸）の主な役目が心臓や血液を冷やすことではなく、肺呼吸は空気中の酸素を体内に取り込み、体内での燃焼の結果生じた二酸化炭素を体外に放出する役目を果たしていることがはっきりし

た。このようにラヴォアジェは医学の世界では誰も真似することができないような業績を残したが、若くして、道半ばでこの世を去るべき運命にあった。というのも、彼はもともと裕福な家の出で、徴税請負人という仕事をする傍ら、趣味でいろいろな実験を行い、質量保存の法則など近代化学の基礎を築いた人物であったが、国王側について民衆を苦しめた人物として、フランス革命でギロチンにかけられたからである。彼の功績があってこそ、呼吸研究は急速な発展を遂げ、今日の呼吸生理学があるといっても過言ではないだろう。ヒトが生きるためには呼吸することを必要としているが、まず息が発生する仕組みから考えてみよう。

コラム1　医学研究の暗黒時代

　古代ギリシャ人は自然が4つの元素、すなわち土、水、空気、火から成り立つと考えたが、この考えはヒポクラテス学派に取り入られ、身体は4元素の属性である熱気と冷気、乾気と湿気が混合したものであると考えられた。呼吸は心臓や血液にある火を冷やすためにあるとされたこの考えを学問的に体系化したのがギリシャ生まれの医師ガレノス（Galenus）であり、彼は医学史上の巨人といわれている。ガレノスの時代、ペストが国中を襲い、医師や医学の無力さを目の当たりにした人々は科学と理性を見捨て、病に対しては神に祈願することが重要と考えるようになった。"単一の造物主（神）が目的を持って自然の創造をした"と強調したガレノスの理論はキリスト教に受け入れられ、そのためにガレノスはキリスト教の世界において何人も批判できない神聖な医学の権威となったのである。ガレノスの説は15世紀のルネッサンスの時代くらいまで1,000年以上も批判されずに続き、この1,000年は医学研究においては"暗黒の時代"と呼ばれている。

1．息をする仕組み

　息は肺を動かして発生するが、これをパソコンに置き換えて考えると理解しやすい。例えば、呼吸器系と呼ばれるハードウエアと、このハードウエアを動かすソフトウエアの両方が上手に作動すると、息が発生すると考えるのである（図2）。

　ソフトウエアは脳・神経系を動かすコンピュータプログラムのようなものであり、"呼吸調節"とも呼ばれている。ハードウエアはソフトウエアによって制御されており、もっとも基本的な機能は"換気"である。換気とは、新しい空気を体内に取り込み、古くなった空気を体外に放出することを指す。この場合、ソフトウエアが作動すれば、脳からの指令で呼吸筋が動かされ、この動きで受動的に肺が動き、肺の動きが換気を発生し、その結果、肺でのガス交換が発生するのである。それでは、ソフトウエアの働きを探ってみよう。

呼吸中枢

　息は肺の受動的な動きで発生する。何を言っているかというと、肺は小さな風船の集まりみたいなもので（後述）、自分では動かない。息をするときに動くのは呼吸筋と呼ばれる筋肉なのである。さて、この呼吸筋を動かす電気信号は延髄と呼ばれる脳のある部分から発信される コラム2 。近年の研究の結果、延髄網様体内に広く分布している神経細胞（ニューロン）のネットワークが、呼吸のリズム発生と末梢からの情報を統合し、遠心路を介してその出力を呼吸筋に伝える役割を果たしていることが明らかになっ

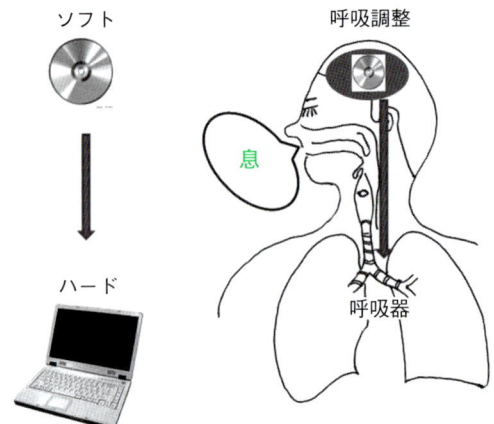

図2　息を発生するソフトウエアとハードウエア

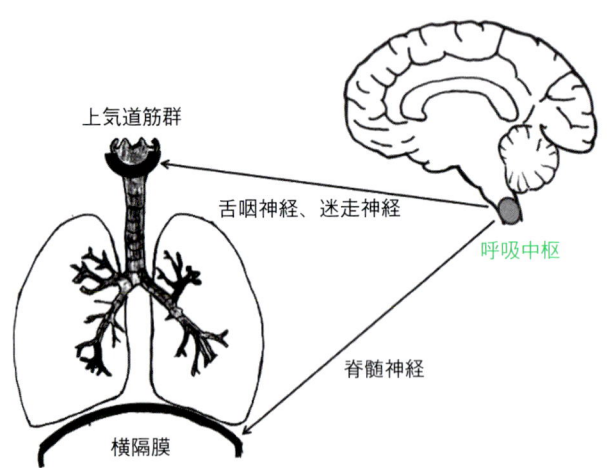

図3　呼吸中枢とその支配下にある器官

た。この延髄にある神経細胞のネットワークを呼吸中枢と呼んでいる（図3）。

　呼吸中枢は化学調節、神経性調節、行動性調節の3つの呼吸調節系（後述）

の中心にあり、呼吸の指令塔ともいうべき役割を果たしている。そのため、呼吸中枢が少しでも障害を受けると、調節系は成り立たないことになる。これはソフトウエアが壊れたことを意味している。呼吸中枢が障害を受けて息ができなくなった場合、息をするというヒトのもっとも基本的な部分が失われことと同様であり、臨床的にはこれを脳死とすることが多い。わが国の脳死の判定基準の中にも自発呼吸の停止が含まれている。この基準の中では自発呼吸の停止を確定するために、100％酸素で飽和した後、人工呼吸器を外し、動脈血中二酸化炭素分圧が60mmHgに上昇しても自発呼吸が出現しないことを確認しなければならない。

コラム2　　　　　　　　　　　　　　　　　　　　　　呼吸リズムの形成

　延髄の呼吸中枢といわれる部分から律動性の呼吸リズムが発生することに疑いはないが、この呼吸リズムがどのように発生するかは現在も明らかになっていない。心臓にも同様の律動性のリズムが存在するが、心臓の場合は心臓の洞房結節と呼ばれる部位にリズムを作り出す細胞（ペースメーカ細胞）が存在し、この細胞から発生する電気刺激が刺激伝導系を介して心臓全体の収縮を引き起こす。延髄にもこのような細胞があるという説に基づいて多くの研究がなされたが、現在までペースメーカ細胞は見つかっていない。現段階では単独の細胞からではなく、むしろ多数の脳細胞の集合ネットワークの中からリズムが形成されるという説が有力である。

呼吸中枢からの出力

　呼吸中枢は息を作り出す指令塔のような役割を果たしている。その指令（呼吸中枢からの出力）は電気信号として、大きく分けると横隔膜に代表される換気運動を促す呼吸筋群と気道の開存を促す筋群（上気道筋群）の2つ

の筋群に送られる。これらの2つの機能の異なる筋群は脊椎動物の進化の過程と関連している。多くの脊椎動物が海から陸に住みかを変えたとき、鰓呼吸から肺呼吸に移行した。肺を周期的に動かすためには、爬虫類では肋間筋が、哺乳類では横隔膜と腹筋が主要な役割を果たすようになったと考えられている。横隔膜や腹筋はもともと骨格筋であり、脳から運動指令があった場合にのみ動くことができた随意筋であったが、進化の過程で呼吸中枢からの信号を受け取ることができるようになり、不随意、随意の両方の機能を持つ呼吸筋としての役割を持つようになった。これらの筋群は脊髄神経の支配を受けている。一方、鰓呼吸は鰓弓神経群が主要な役割を果たすが、哺乳類ではこれらの神経群は舌因神経、迷走神経といった脳神経に変化し、咽頭筋や喉頭筋を支配するようになったと考えられている。

呼吸筋の特性

呼吸筋は主呼吸筋と呼吸補助筋に分けることができる。また、呼吸筋は吸息筋と呼息筋に分けることもできる。主呼吸筋は文字どおり主な呼吸筋であり、横隔膜という呼吸筋と肋間筋がこれに含まれる。呼吸補助筋とは胸鎖乳突筋や斜角筋と呼ばれる頸部の筋肉である。何らかの理由で最大限の呼吸努力が必要となる場合、これらの筋が活動することでそれが可能になる。実際に、激しいスポーツ直後の息絶え絶えの人を観察すると、首回りの筋肉が激しく動いているのがよく分かると思う。安静状態での呼吸では、吸息筋である横隔膜が収縮すると吸気が生じ、大気が肺内に取り込まれ、横隔膜が弛緩すると呼気が始まり、肺の弾性で肺内のガスは受動的に大気に放出される。一方、運動時などでは、傍胸骨内肋間筋、外肋間筋や呼吸補助筋が加わり、大きな吸気が可能となり、さらに内肋間筋や腹筋が呼気運動を増強するようになる。横隔膜以外の呼吸筋は呼吸運動だけではなく、姿勢維持や胸郭保持の役割を果たしている。これらの筋肉の神経支

配は比較的疎で、血流が豊富で一般的には疲労し難い筋肉である。周期的な呼吸運動は比較的緩慢な運動であるが、産声を上げてから息を引き取るまで昼夜休むことなく動き続ける必要があり、呼吸筋はこれらの目的に合致している コラム3 。

　喉頭筋の一部は呼吸のリズムに合わせて声門を閉じたり、開いたりするが、場合によっては瞬時に反応する必要がある。例えば、咳発生時の声門の動きはきわめて速く複雑である。このような目的には血流量よりも筋の神経支配が密であることが大切である。肉眼的に、血流量が多く疲労し難い筋肉はミオグロビンと呼ばれるタンパク質が豊富で赤みを帯びていることから赤筋と呼ばれる。一方、速い収縮を必要とする筋肉はエネルギー源を筋内に貯蔵されたグリコーゲンに依存し、白色を帯びていることから白筋と呼ばれている。また、赤筋の別名は遅筋であり、白筋の別名は速筋である。呼吸筋にはほかの骨格筋と同様に長さ-張力関係（length-tension relationship）が認められ、静止長の長さに応じて張力が変化することも忘れてはならない。

　これがどのような意味を持つのであろうか。具体的な例を挙げて説明してみよう。まず、思い切り深呼吸をして、そのまま息を止める。この状態では、肺が膨張し胸郭は広がり、ドーム形の横隔膜は平たくなり、息をする前に比べて長さがかなり短くなっていることを想像できるであろう。ここで、さらに息を吸い込んでみる。力が入らず、思ったように息を吸い込めないことが分かると思う。次に、思いきり息を吐き出してみる。これ以上吐けないところで、息を止める。この状態では、肺は縮み胸郭も縮小し、ドーム形の横隔膜は胸腔内に入り込んだような形になり、息を吸い込んだ場合と比較して横隔膜の長さが相当長くなっていることを想像できるであろう。ここで、息を吸い込んでみる。十分力が入り、思い切り息を吸い込むことができることが分かると思う。このように、呼吸中枢からの指令が同じ程度でも、呼吸筋は長さによって発生する収縮力が違ってくるのであ

る。摘出した横隔膜の場合、機能的残気量（安静時呼吸で息を吐き出した直後にまだ肺に残っている空気量：後述）レベルでの長さで発生する張力は最大となり、これより長くなっても短くなっても収縮力は低下する。横隔膜は吸気筋として働くが、肋間筋は部位により異なり、吸気筋として働く場合も呼気筋として働く場合もある。一般的に上部肋間筋は吸気筋、特に傍胸骨肋間筋は重要な吸気筋として胸郭の拡張に貢献する。また、下部肋間筋は呼気筋として働くとされているが、安静時での呼気筋活動は通常は見られない。

コラム3　　　　　　　　　　　　　　　　　　　　　　呼吸筋の疲労

　呼吸筋は疲労しにくい筋肉であるが、過剰な負荷が長い時間加われば、やはり疲労する。これは、われわれが鉄棒にぶら下がっているとき、時間とともに手に力が入らなくなり、やがて疲れて鉄棒から滑り落ちてしまうのと同じである。呼吸筋が疲労すると1回換気量が減少する。体はこれを補うために呼吸数を増やし、浅く速い呼吸となる。また、呼吸時に本来の胸郭・腹部運動がシーソーのような異常な動きとなる（奇異呼吸）。そして、二酸化炭素の排出と酸素の取り入れが減少するので、高二酸化炭素血症、低酸素血症が出現し、呼吸困難が出現する。呼吸筋疲労は正常な人では発生しにくいが、神経筋疾患を合併する患者や慢性閉塞性肺疾患患者ではたびたび出現する。また、長期の人工呼吸患者が人工呼吸器から離脱する場合、呼吸筋疲労が原因で離脱できない場合も多い。

低酸素刺激と二酸化炭素刺激

　まず、自分が落ち着いた状態で、安静時にどんな息をしているのかを感じてみよう。次に、できるだけ長く息を止めてみる。30秒くらい経過すると、多くの人は苦しくなって息こらえができなくなる感じになるだろう。

それでも我慢をして、我慢の限界で息こらえを止めて、息を再開する。息こらえ時間はせいぜい2分程度であろう。そして、再開後の息を感じてみよう。息こらえ後の息がどんなに激しいものかが理解できるだろう。少なくとも、安静時の数倍の大きさの息をしているのが実感できると思う。息を止めている間に、体にどんな変化が生じたのだろう。そして、その変化が息こらえ後の息の増大とどのような関係があるのだろうか。

　結論からいうと、この短い息こらえの時間内にも酸素レベルの低下と二酸化炭素の蓄積が発生するのである。通常、成人の場合、体内で酸素は安静時には1分間で約250 mlが消費され、約200 mlの二酸化炭素が産生される。息こらえをしている間、肺は大気中の空気とは遮断されている。したがって、酸素は体内にすでに存在する分がしだいに消費されることになり、血液中の酸素レベルは徐々に低下することになる。逆に代謝と並行して徐々に増える二酸化炭素は、通常は空気中に放出されるが、息こらえ中はこの放出が生じず、血液中の二酸化炭素レベルは徐々に上昇するのである。

　酸素や二酸化炭素といったガスの血液中のレベルを客観的に示す指標としてガス分圧値という値が使用されることがある。当然ながら、この値が高ければ高いほど、そのガスの成分が多いことになる。例えば、空気中の酸素は20.9％であり、気圧が1気圧ならば、乾燥した空気中の酸素分圧は760 mmHg×0.209 = 158.84 mmHgとなる。気圧が2倍になれば、酸素分圧は760 mmHg×2×0.209 = 317.68 mmHgとなる。一方、空気中の二酸化炭素濃度はほぼ無視できるほどで、分圧も0に近い値となる。もちろん、このような薄い濃度の二酸化炭素も近年における化石燃料使用量の増大によって上昇し、このことが地球温暖化現象のみならず、何らかの生物学的現象の変化に影響を及ぼしている可能性を否定することはできない。しかし、通常、新鮮な空気中の二酸化炭素分圧は0 mmHgとして問題ないと思われる。血液中の酸素レベルや二酸化炭素レベルは空気中の分圧や換気量、末梢組織の代謝量などによって影響を受けるが、1気圧の安静空気呼吸中

で、成人ならば、動脈血中で酸素分圧100 mg、二酸化炭素分圧40 mmHg くらいの値となる。

　さて、息こらえに戻って、2分間の息こらえで正常人でも酸素分圧が60 mmHg以下になり、二酸化炭素は45 mmHg以上になる。臨床医学的に酸素分圧60 mmHg以下は低酸素血症、また二酸化炭素45 mmHg以上は高二酸化炭素血症とそれぞれ呼ばれている。ほかのガス、例えば窒素などの血液中の分圧に変化がないので、息こらえ中に発生する呼吸困難と息こらえ直後に発生する激しい呼吸運動が低酸素血症と高二酸化炭素血症に由来することは間違いない。

化学受容器

　われわれの体は血中の酸素レベルが低下したことや、二酸化炭素が上昇したことをどのように感知するのであろうか。酸素レベルや二酸化炭素レベルの変化が換気量に影響を与えることは20世紀初頭から分かっていたが、その機序は明らかではなかった。血液に生じる変化を感知するセンサーのようなものが存在するのか、あるいは存在しないのかが大きな問題であった。この問題の解明にもっとも大きな影響を与えたのが、"頸動脈小体"の発見である。頸動脈小体はベルギーの薬理学者ハイマンス（図4）によって発見され、彼はその功績によって1938年にノーベル生理学・医学賞を受賞している。

　ハイマンスはこの直径数ミリの組織が頸動脈の分岐付近に存在し、動脈血中の酸素レベルや二酸化炭素レベルを感知し、それを舌因神経という脳神経を介して脳に伝えることで、換気に影響を与えることを明らかにした（図5）。コラム4。

　頸動脈小体はその後、低酸素状態にもっとも敏感に反応するが、高二酸化炭素状態のみならず血液の酸性度（pH）によっても刺激され、センサー

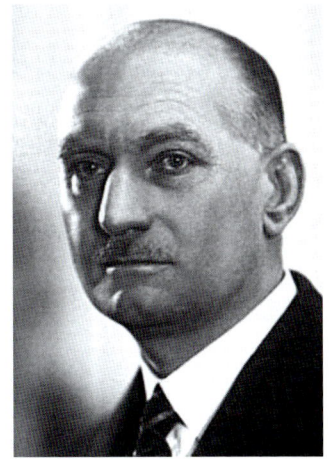

図4 コルネイユ・ハイマンス（1892〜1968年）像
（ウィキペディアより：ファイル：Corneille Heymans nobel.jpg）

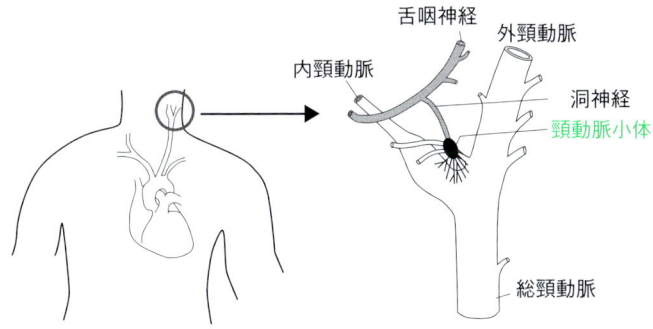

図5 頸動脈小体の解剖学的位置

として働くことが明らかとなり、血液中の化学的成分の変化を感知することから"化学受容器"と呼ばれるようになった。また、形態的にはきわめて似た組織が大動脈弓周辺にも散在することが明らかにされたが、ヒトでは頸動脈小体のみが低酸素に敏感に反応することが示されている。しかし、これですべての問題が解決したわけではなかった。

頸動脈小体を取り除いた動物実験では、低酸素に対する換気反応は弱くなるものの、二酸化炭素に対する反応はそれほど変化しなかったからである。そこで、新たな化学受容器の探索が続けられた。1963年ミッチェルらカリフォルニア大学のグループは、動物実験で延髄の腹側部表層の一部に特別な部位があり、この部位を局所麻酔薬などで抑制すると、瞬時に呼吸が停止することを示した。その後の研究で、この部位は二酸化炭素レベルの変化や脳脊髄液酸性度の変化に敏感に反応して呼吸変化を起こすことから、化学受容器が存在する部位と考えられるようになった。脳内にこのような部位が存在することが明らかになった結果、この受容器を"中枢化学受容器"、頸動脈小体のような末梢に存在する受容器を"末梢化学受容器"と呼ぶようになった。これら2つの化学受容器の発見により、血液中の化学因子、すなわち酸素レベル、二酸化炭素レベル、pHレベルの変化が受容器によって感知され、その結果として換気が調節されるという呼吸の化学調節の実態が明らかになったのである。

コラム4　　末梢化学受容器と動脈圧受容器

頸動脈小体に近接した位置、すなわち頸動脈の分岐付近には頸動脈洞と呼ばれる動脈の膨らみがある。この部分の動脈壁の中には"動脈圧受容器"と呼ばれる細胞集団がある。この受容器は伸展されることで血圧の変化を感知し、"動脈圧反射"といわれる反応を引き起こす。この反射は血圧を一定に保つ方向へ働く。例えば、急に立ち上がったり、急に寝転がったりしても、ヒトでの血圧変動はそれほど大きくない。これは血圧の急激な変化がネガティブ・フィードバック機構を介して最小になるように調節されているからである。動脈圧受容器からの刺激は、頸動脈小体（末梢化学受容器）刺激の場合と同じ神経路を介して中枢に伝えられる。この両者は混同しやすいが、全く別物である。

化学調節

　低酸素や二酸化炭素上昇が化学受容器を刺激すると、これが呼吸中枢を興奮させて呼吸活動を増大させることは理解できたと思う。一方、水泳で潜水する前に酸素を吸入する、あるいは深呼吸を連続して1分間くらい続けた後には、潜水時間が延長するという経験のある人は多いだろう。これは酸素吸入や過換気を行うと、血中酸素レベルが上昇し、二酸化炭素レベルは低下し、化学受容器活動が抑制され、その結果として呼吸も抑制されるからである。つまり、呼吸は化学受容器の活動状況によって増大したり、減少したりしているのである。別の言い方をすれば、われわれの体は動脈血の酸素分圧100 mmHg前後、二酸化炭素40 mmHg前後、そしてpHを7.4前後に保とうとしているのである。これを呼吸の化学調節と呼んでいる(図6)。

　これはちょうどエアコンの温度設定にたとえると理解しやすい。例えば、エアコンの温度を27℃に設定すると、ネガティブ・フィードバックシステムによって、気温が27℃以上の場合は冷房が作動し、27℃以下の場合は冷房が切れ、場合によっては暖房が作動する。エアコンは27℃を自動的に保とうとするのである。同じような機序によって、通常、健康な人間では酸素分圧100 mmHg、二酸化炭素分圧40 mmHg、pH7.4が自動的に保たれていることになる。

呼吸の化学調節研究発展の陰で

　呼吸の化学調節研究の発展には長い道のりがあったが、その道のりの中で、とりわけ苦労した人物がいる。その名前はウィンターシュタインという(図7)。

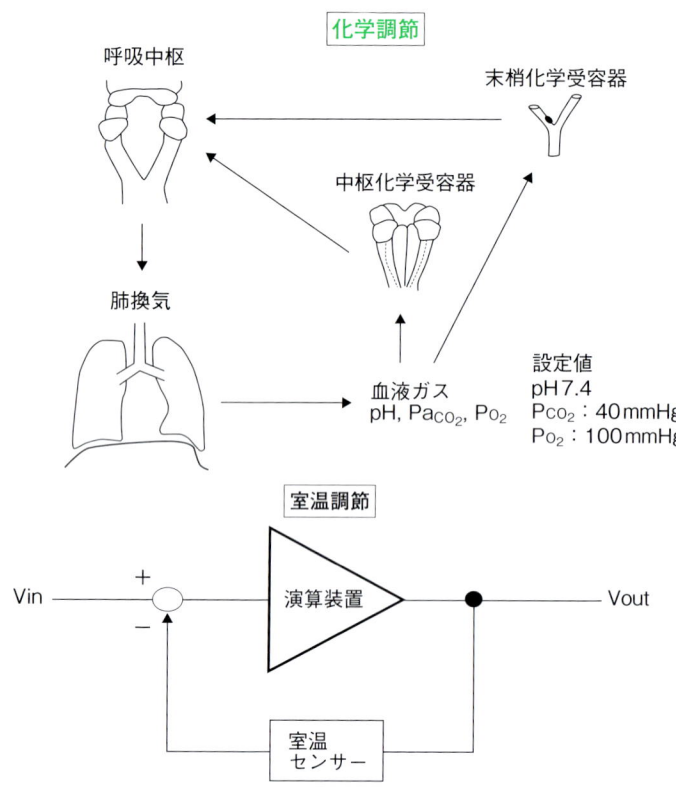

図6　呼吸の化学調節とエアコンの類似性

　ウィンターシュタインは1879年にチェコのプラハで裕福な家庭に生まれた。若いころから秀才の誉れ高く、21歳の医学生時代に中枢作用に対する二酸化炭素の影響についての科学論文を発表している。30歳時には、彼の将来の研究テーマとなる血液の水素イオン濃度が呼吸刺激の本態であるとする反応理論（reaction theory）を提唱し、1911年、若冠31歳の若さで世界でもっとも古い大学の一つであるドイツ国ロストック大学の生理学教授に就任した。その後47歳まではドイツで充実した研究生活を送るが、1927年母国チェコスロバキア（現ポーランド領）のブレスラウ大学に迎えられる

Ⅰ. 息をする仕組み　17

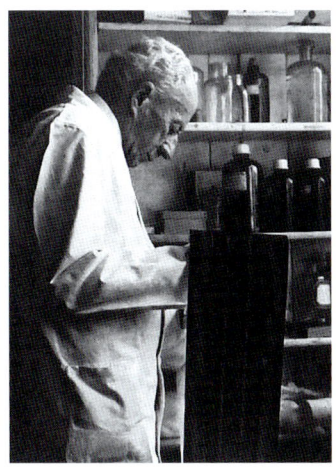

図7　ハンス・ウィンターシュタイン（1892 〜 1963年）像
（Weber HH, Loeschcke HH. Hans Winterstein. Ergebnisse der Physiologie Biologischen Chemie und Experimentellen Pharmakologie 1964；55：1-27より）link.springer.com

　ことになる。しかし、時はナチスドイツの台頭期であり、チェコスロバキアもドイツ帝国に併合される気運が高まっている時代であった。ウィンターシュタインもユダヤ系の血が流れており、身辺が脅かされる時代であった。特に大学を管理する当時の州執政官が、以前ウィンターシュタインが関係した医学予備試験で落第した人物であり、その恨みも買って、ウィンターシュタインを脅迫するようになったのである。そこで、1933年にウィンターシュタインは母国を去り、隣国トルコのイスタンブールに逃げることになり、以後20年間を異国での医学教育に捧げることになる。第二次世界大戦が終了し、1956年にウィンターシュタインは再びドイツ国ミュンヘン大学に迎えられることになり、研究活動を再開することになる。このとき、彼は実に76歳であった。その後84歳まで、精力的に研究を続けた彼は、晩年に開花期を迎えた学者として、また、現在でも色褪せていない反応理論の提唱者として輝き続けている。

　ウィンターシュタインの反応理論に基づいた研究によって、中枢化学受

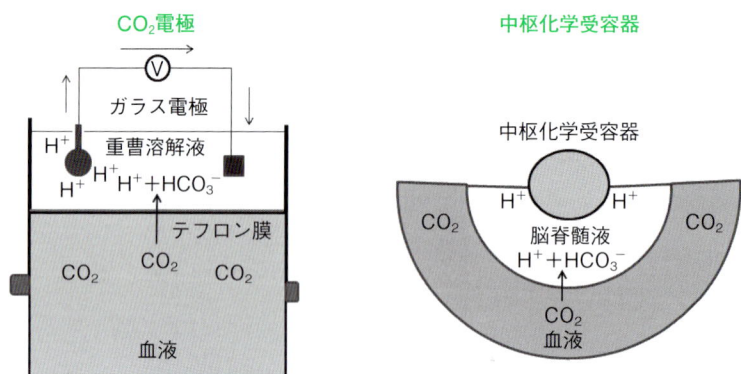

図8 CO₂電極と中枢化学受容器の共通点

容器機能に関する研究は進んだが、決定的な解剖学的所見はいまだに報告されておらず、正確な位置についても不明な点が多い。機能的な面からは、血液中の二酸化炭素上昇が受容器を刺激することに疑いはなく、問題は二酸化炭素がどのような機序で中枢化学受容器細胞を興奮させるかということになる。多少の異論はあるものの、現段階において中枢化学受容器が延髄腹側部の表層近くに存在し、脳脊髄液の酸性度（pH）によって影響を受ける事実は否定しがたい。したがって、中枢化学受容器も水素イオン上昇（pH低下）によって刺激されるとすると、ウィンターシュタインの反応理論にも一致することになる。中枢化学受容器が脳脊髄液のpH変化をとらえる機序は血液ガス分析装置に使用されているCO_2電極の原理を理解すると、ある程度は説明できる。現在、臨床現場で使用されている血液ガス分析装置のCO_2電極は、別名"セベリングハウス電極"とも呼ばれ、カリフォルニア大学のセベリングハウス教授（Prof. John Severinghaus）によって開発され、pH測定用のガラス電極を用いている。ガラス電極の原理は、ガラス表面に、あるpHを持った溶液が接触すると電位が発生することにある。セベリングハウス電極ではガラス電極は重曹溶解液に浸されており、血液とはCO_2透過性の高い、薄いテフロン膜で仕切られている（図8）。血液中

の二酸化炭素を測定するためセベリングハウス電極に血液を接触させると、二酸化炭素はテフロン膜を通過した後、水と反応して水素イオンと重炭酸イオンを形成する（$CO_2 + H_2O \leftrightarrows H^+ + HCO_3^-$）。ここで発生した水素イオンはガラス電極で電位を発生し、その結果、血液中の二酸化炭素分圧をガラス電極のpH変化としてとらえることができる。

そこで、ガラス電極を中枢化学受容器、重炭酸溶液を脳脊髄液に置き換えてみると、血液中の二酸化炭素上昇が脳脊髄液のpH低下を招き、結果として中枢化学受容器を刺激し、換気を増大させることが容易に理解できるようになる。このCO_2電極の発明と、セベリングハウス教授が中枢化学受容器の中心的な研究者であったことは、決して偶然ではないだろう。

肺を守る咳の役目

呼吸調節というソフトウエアには呼吸器というハードウエアを保護する機能も含まれている。その代表的なものが気道反射である。気道反射は呼吸の神経性調節に含まれ、特に気道防御反射と呼ばれる一連の反射は生命維持には欠くことのできない反射である。

1. 気道防御反射

食事中あるいは飲み物を飲んでいる最中に突然むせて、ひどく苦しい思いをした人は多いであろう。あるいは風邪を引いたとき、咳がひどく、とにかく咳を止めてほしいと病院に駆けつけた人もいただろう。"むせる"ことも"咳が出る"ことも気道防御反射が働くからである。そもそも反射とは、体に加えられた刺激に、体が意識せずに自然と反応する効果を指している。気道防御反射の役割は、気道内に異物を侵入させない、また、侵入した異物を気道外に排出する役割を果たすことである コラム5 。異物とは空気以外の物質で、具体的には有毒ガス、口の中に入った飲み物や食べ

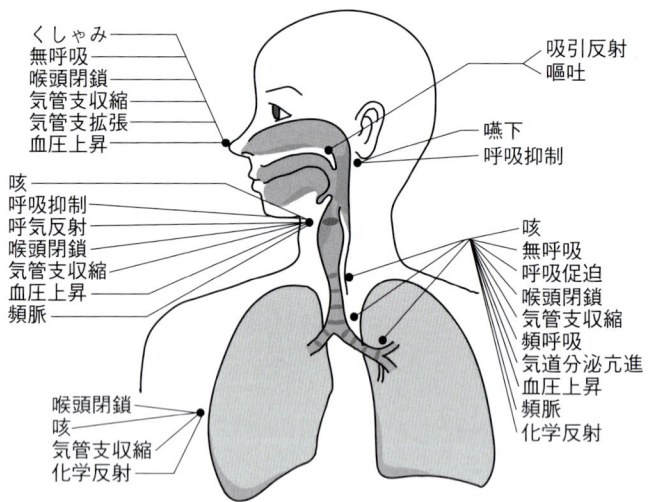

図9 気道防御反射と反射刺激部位

[西野　卓. 肺機能. 小川節郎ほか編. 麻酔科学スタンダードIII基礎編. 東京:克誠堂出版; 2004. p.33 (図14) より引用]

物、唾、胃から逆流した胃液などである。気道防御反射をもう少し詳しく見ると、咳反射以外にも、鼻粘膜刺激で発生する"くしゃみ"反射、喉頭以下の部分が刺激された場合、急に呼吸が止まったり、喉頭・声門が閉鎖したりする無呼吸反射、喉頭閉鎖反射と呼ばれる反射がある (図9)。

　さらに、咽頭に水分や固形物があれば、無意識にこれらを飲み込む嚥下反射がある。嚥下反射は本来消化機能の一部であるが、口腔内や上気道内の清掃の役割をするという意味で、気道防御反射に含まれることが多い。この気道反射機能が低下するとどうなるのであろうか。口や咽頭の中にあるものは簡単に気道内に侵入し、その結果、重篤な病気を引き起こすのである。

　例を挙げてみよう。お年寄りで脳梗塞などを患った人は嚥下反射や咳反射が弱まるのが普通である。このようなお年寄りが夜寝ている間に、口の中にある唾や食べ物の残りが気道の入口から肺に入ったらどうなるか。答

えは簡単である。誤嚥直後は多分見かけ上は何も起こらないだろうが、次の日あるいはその次の日には発熱し、低酸素状態となり、死と向き合うような状態になる可能性がある。つまり、本人の知らない間に、誤嚥が発生、誤嚥性肺炎あるいは老人性肺炎と呼ばれる疾患に罹患するのである。一方、若い健康な人ならばどうであろうか。口の中に食べ物のかす、唾液や涎が溜まっても、嚥下反射が働いて口の中や咽頭を清掃してくれるため、気道入口に近づくこともない。たとえ気道内に侵入しても、咳反射が発生し、異物はただちに気道から排出される。このため、肺は無傷のままである。就眠が原因で肺炎にはならないのである。

コラム5　　　　　　　　　　　　　　　　　　　　　気道防御反射の種差

　異物の肺への侵入を防ぐという気道反射の重要性はヒト以外の動物でも同じである。しかし、気道反射は動物の種類の違い（種差）によってさまざまである。例えば、飼っている犬や猫が咳をするのを目撃した人は多いと思うが、ネズミが咳をしているのを見た人は少ないと思う。事実、マウス、ラット類は咳が出にくい動物として、研究者の間では知られている。一方、モルモットは比較的ヒトに近い咳反射をする動物として知られており、この領域の研究に頻繁に使用されている。ちなみに日本でモルモットと呼ばれる動物はギニーピッグ（guinea pig）といわれる動物で、本来のモルモット（marmot）とは別の動物である。江戸時代にオランダ商人によって日本に持ち込まれたが、このときに商人たちが間違った名前を伝えたものと考えられている。

---

2. 気道防御反射以外の肺を守る機能

　気道防御反射の重要性は理解できたと思うが、気道や肺は二重三重に保護されている。気道・肺保護は体全体にとって、それだけ重要だともいえる。例えば、気道粘膜にはそこに存在する杯細胞（goblet cell）が気道分泌を促し、

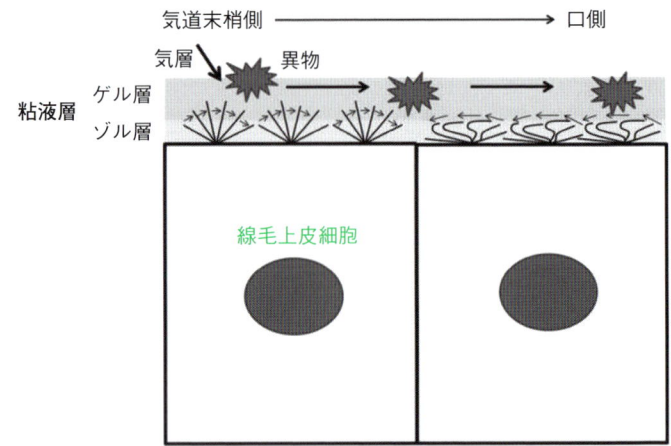

図10　気道粘膜の線毛運動と異物の気道外への排除

これによって気道を加湿すると同時に、分泌液の中に含まれる免疫グロブリンという物質で外来性の細菌やウィルスを排除する機能がある。これを"液性免疫"という。

さらに、ヘビースモーカーの人には分かると思うが、朝起きると咳といっしょに黒っぽい痰が排出される。これは、夜寝ている間に煙草の煙の中に含まれているすすが粘液とともに肺内部から気道入口まで逆走されてきた結果であり、これは線毛運動の働きによるものである。つまり、気道表面の上皮細胞は線毛を備えており、この線毛が気道末端側から口側に向かって運動することを意味する（図10）。

線毛は24時間休むことなく、気道上皮の表層の粘液層を口側に向かって動かしている。ちょうど、箒で床を掃除するような感じである。粘液層には粉塵を含めて多くの異物が取り込まれており、結果としてこれらの異物を肺から排出させることになる。線毛運動は100〜1,500回/分のリズミカルな運動であり、これによって生じる気道分泌の排出速度（気道分泌物クリアランス）は15mm/分程度であるといわれている。この線毛運動は非神経

組織で合成されたアセチルコリンによって起こると考えられている。また、粘膜が粘稠な喀痰によって覆われると線毛運動は容易に阻害される。

呼吸に付随した高度な機能と行動性調節

　呼吸の自動性や気道保護を支えるソフトウエアには、さらに別の機能も含まれている。つまり、本来の息をさせるという目的とは別に、ハードウエアをほかの目的に使用するのである。例えば、泣く、笑う、発声するといった動作・行動は、換気以外の目的で呼吸筋や気道が使用される代表例である。また、不安時の過換気のように情動の変化が呼吸に大きな影響を与える場合があり、これらを総じて呼吸の"行動性調節"という。このような情動の変化や行動による呼吸変化は、大脳を含む高位中枢からの情報が呼吸中枢に伝えられることによって生じるものと考えられている。また、行動性調節系は、化学調節系や神経性調節系など自動制御系と相互作用を持ち、意識下あるいは無意識下に換気レベルや呼吸パターンの形成に寄与していると考えられている。全身麻酔や睡眠時には、行動性調節系の影響は無視できる。

1. 話すということ

　言語は人で特別高度に発達した機能であり、人は思考やコミュニケーションを音声として表現することができる。発語の第一歩は、大脳皮質の言語中枢からの出力が運動野の喉頭筋や呼吸筋の領域に伝えられて、その情報が呼吸中枢に伝えられことで始まる。音声は人が音声生成器官を介して作り出す音であり、もう少し平たくいえば空気の波である。音声生成器官は、発声器官と構音器官に分けることができる。発声器官は肺と喉頭を含み、構音器官は軟口蓋、舌、口唇、下顎を含む。喉頭の内部には層構造の声帯と呼ばれる組織があり、このヒダが肺からの呼気流によって振動し

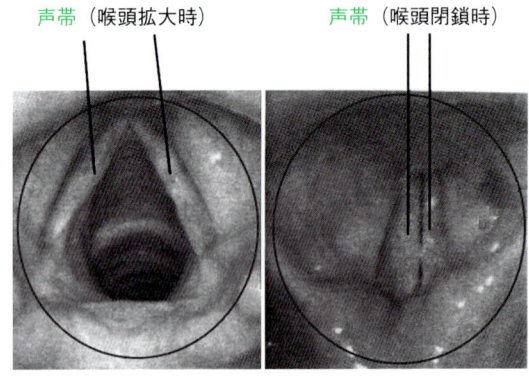

図11 喉頭における声帯の動き

て音が生成される（図11）コラム6。

　左右の声帯縁に挟まれた間隙は声門と呼ばれ、吸気時に広がり呼気時に狭くなる。つまり、声は、呼気時に声門が狭くなったときに、声帯を上手に振動させることで発生するのである。声帯の振動による声には基本周波数がある。この基本周波数は音の高さを決めるものであり、声帯組織の固有振動数と空気力学条件によって変化する。通常、女性の声は男性に比べて高いが、これは女性の基本周波数が高いことによる。ちなみに、女性の基本周波数は120〜800Hzの範囲であり、男性の基本周波数は80〜400Hzである。声が出るだけでは言葉とはならない。声が言葉となるためには構音という複雑な過程を経なければならない。構音は人間におけるもっとも複雑かつ高度な随意運動といわれており、構音運動は構音器官を介して音節を作り、さらに音節を連結して単語や文を作る。構音器官のうち、舌は母音の種類の決定に関与し、軟口蓋および硬口蓋は子音の生成に関与する。唇は両唇音を作るとともに母音の構音にも関与する。構音には20種類以上の舌筋、口唇筋、咽頭・喉頭筋を含む諸筋が関与し、わずかな筋活動の違いが異なる発音の違いを作り出している。その結果として、多

くの異なる言語が存在していることは驚嘆に値する。

コラム6　　　　　　　　　　　　　　　　　　　　　　　　　食道発声と人工喉頭

　喉頭がんなどの手術や事故で喉頭を失う人は多い。このような人がコミュニケーションの手段として、通常の発声法を使用できないことは明らかである。では、どのような手段が可能であろうか。古くから用いられている方法は食道発声といわれるものである。空気を飲み込みゲップをする要領で空気の流れを作り、これを利用して食道入口部を振動させて発声するものである。相当な訓練が必要であるが、熟達すれば歌も歌えるようになるといわれている。また、最近では電気式人工喉頭と呼ばれる器具が普及してきた。この装置は喉の外から振動音を発生させ、舌や口を動かして発生するものである。やや人工的な音ではあるが、十分コミュニケーションを取れるレベルになっている。

---

2. 泣くこと、笑うこと

　情動に関与する帯状回や扁桃体など大脳辺縁系からの出力が呼吸中枢に送られ（図12）、発語に類似した機序によって笑い声や泣き声が発生されると考えられているが、詳細は分かっていない。

　しかし、情動は学習・記憶や認知機能に基づいた高次精神機能であり、情動の表出として、顔面筋による表情の表出や、呼吸筋を使って笑い声や泣き声を作り出している。言葉を話せない赤ちゃんは泣いたり笑ったりすることが重要なコミュニケーションの手段である。これは赤ちゃんが生きていくための手段として、呼吸の持続性と同様に欠くことのできない重要な機能である。

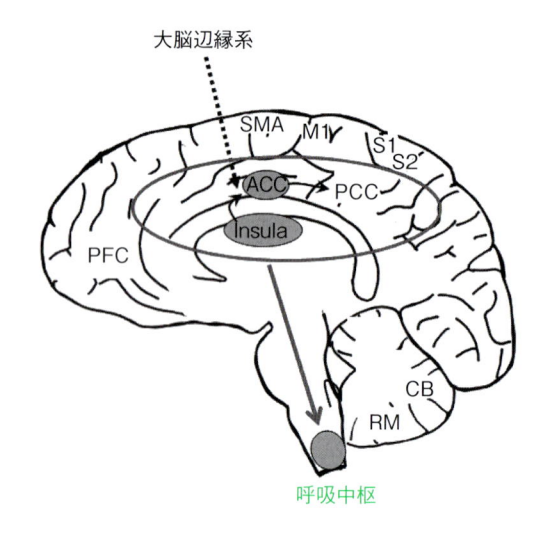

図12 大脳辺縁系の解剖的位置と呼吸中枢への影響
ACC：anterior cerebral cingulate cortex（前帯状回）、Insula：島

人工呼吸

　自発呼吸がなんらかの原因で停止したり抑制された場合、生命を維持するためには人工呼吸が必須となる。この場合、自発呼吸は存在するが分時換気量が不十分な場合に換気を補うために行う"補助呼吸"と、自発呼吸が完全に消失し換気をすべて人工呼吸で行う"調節呼吸"がある。人工呼吸には、陽圧を用いる方法や陰圧を用いる方法、あるいは横隔膜ペーシングといって神経あるいは呼吸筋に電気的刺激を与えて呼吸筋収縮を発生させる方法があるが、もっとも一般的な方法は陽圧を用いる方法である コラム7 。換気を人工呼吸に頼る場合、換気は人為的な人工呼吸器（図13）の設定によって決定され、すでに述べたソフトウエアとしての呼吸調節は見かけ上存在しない コラム8 。
　しかし、このことは人工呼吸中に呼吸調節機構を完全に無視してよいと

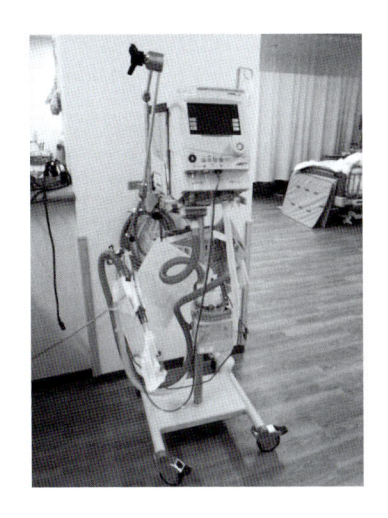

図13 人工呼吸器

いうことでない。例えば、筋弛緩薬が主な呼吸抑制の原因である場合、換気の増減によって変化する動脈血二酸化炭素レベルは化学調節に影響を及ぼし、呼吸中枢での神経活動にも影響を与える。人工呼吸で作り出された呼吸と実際の呼吸中枢活動との差が大きくなりすぎると、臨床的に重大な問題が発生する可能性がある。例えば、人工呼吸中に妙に患者が咳込んだり、苦しがったりすることなどがこれに当たる。前者を"バッキング"、後者を"ファイティング"と呼んでいるが、これらは患者の呼吸調節系と人工呼吸の協調性がなくなった場合に発生し、患者管理上大きな問題となる。さらに、原因となった病気が改善して人工呼吸から自然呼吸に移行させる場合に、人工呼吸で作り出された呼吸と実際の呼吸中枢活動との差があまりに大きいと、スムーズに移行ができないなどの問題がある。

コラム7 人工呼吸の歴史

人工呼吸の歴史は古く、かつ新しい。これは矛盾する表現であるが、歴史を見

るとこの事実が明らかになる。ヴェサリウス（Vesalius）はルネッサンスを代表する解剖学者であるが、16世紀半ばに、開胸した動物に気管切開を加え、そこから空気を送り込んで、生命を維持できることを実証している。その後400年間は人工呼吸に関する著しい進歩は見られなかった。しかし、20世紀半ばにヨーロッパでポリオが大流行したとき、初めてその重要性が知られ、その後急速な進歩を遂げたのである。現在、もっとも一般的な人工呼吸法である陽圧呼吸法の基礎は、20世紀のポリオ大流行が契機となり、築かれたといっても過言ではない。

コラム8　　人工呼吸による換気モード

　人工呼吸がどのような換気モードを提供するかによって、患者の人工呼吸への依存度も変わってくる。例えば、換気を100％人工呼吸に依存する調節呼吸の場合は、換気量を直接設定する容量制御モード、あるいは気道内圧と吸気時間を設定する圧制御モードが選択される。患者の自発呼吸に補助として人工呼吸が関与する補助呼吸の場合は、間欠的強制換気（IMV：intermittent mandatory ventilation）モードといって換気量、呼吸回数を決め、これ以外は自発呼吸に任せる方法や、自発呼吸を設定気道内圧で補助する方法（PSV：pressure support ventilation）など、さまざまな方法がある。また、このIMVモードはさらに改良され、現在では、自発呼吸の吸気開始に同期して人工呼吸が開始するようなモード（SIMV：synchronized IMV）が使用されるようになってきている。

1. バッキング（bucking）とファイティング（fighting）

　人工呼吸中や麻酔中に気道粘膜が刺激されて咳が出現して正常な呼吸パターンが乱れた状態をバッキングと呼んでいるが、この言葉の由来は馬が後ろ足を蹴り上げて暴れる様子から来ている。また、バッキングは咳の現象を指しているが、厳密な意味では咳とは少し異なっている。すなわち、咳では呼吸筋や喉頭の協調性が重要な役割を果たし、喉頭の存在が必須で

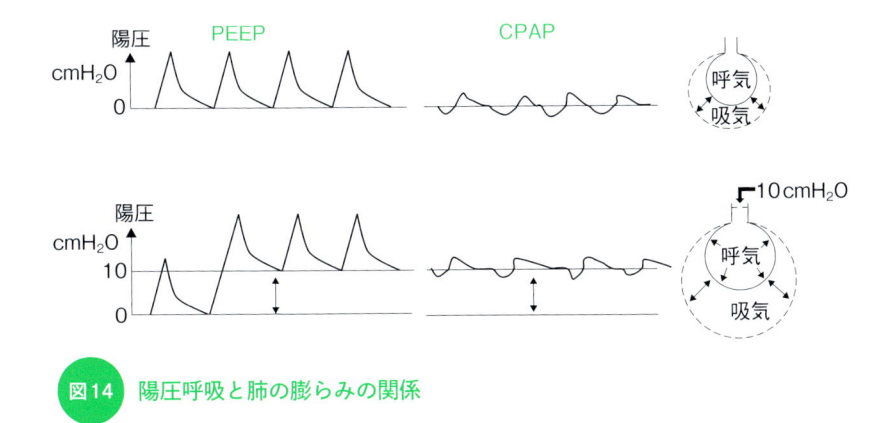

図14 陽圧呼吸と肺の膨らみの関係

ある。一方、気管挿管を受けた患者や気管切開を受けた患者で発生する咳様反射がバッキングと呼ばれ、喉頭の存在はそれほど重要視されていない。この点で咳反射とは少し異なっている。

　ファイティングは人工呼吸器の設定する呼吸パターンと自発呼吸の呼吸パターンの協調性が崩れた状態を指し、人工呼吸器の設定を変えたり、患者の鎮静化を図ったりして、十分なガス交換が可能になるような工夫が必要となる。

2．ピープ（PEEP）とシーパップ（CPAP）

　通常の陽圧人工呼吸の場合、肺内からのガスを吐き出した直後、すなわち呼気の最後の気道内圧は大気圧に等しく、人工呼吸の圧は大気圧に対して0cmH$_2$Oの圧をかけていることになる。次いでガスが肺内に入り始めると、すなわち吸気が開始すると、徐々に陽圧は高くなり、吸気の最後で陽圧は最大になる。ここで呼気が開始し、肺は徐々に萎み始め気道内圧も0cmH$_2$Oに向かって下がり続ける。この呼気の最後に10cmH$_2$Oの圧をかけてみると、それに応じて気道は内側から広げられ、肺胞も0cmH$_2$Oの圧をかけている場合よりも広がったままの状態で呼気が終了し、引き続く新たな吸気は10cmH$_2$Oの圧から始まることになる（図14）。このように人工

呼吸の呼気終末に陽圧を加えて肺の虚脱を防ぐ手段を呼気終末陽圧（PEEP: positive end-expiratory pressure）と呼んでいる。気道内に陽圧を加えて肺胞や気道虚脱を防ぐ方法は，自発呼吸があっても応用できる。例えば，10 cmH$_2$Oの一定の陽圧を気道内に加えておくと，吸気は10 cmH$_2$Oよりごくわずかに低い圧で発生し，逆に呼気は10 cmH$_2$Oよりは少し高い圧で発生する。しかし，肺胞からのガスを吐き出した呼気最後の気道内圧は10 cmH$_2$Oで維持されており，肺胞や気道の虚脱は発生しにくい状態となっている。このような方法は無気肺の治療のみならず，睡眠時無呼吸症候群（後述：p.114）にも応用されている。

参考文献

本田良行．酸塩基平衡の基礎と臨床-基礎編．東京：真興交易医書出版部；1973.
小澤瀞司，福田康一郎総編集．標準生理学．第7版．東京：医学書院；2009.
In: Demsey JA, Pack AI, editors. Regulation of breathing. 2nd ed. New York-Base-Hong Kong: Marcel Dekker; 1995.
福原武彦，本田良行編．新生理科学大系17巻．呼吸の生理学．東京：医学書院；1999.
西野　卓編．人工呼吸療法：最近の進歩．東京：克誠堂出版；2000.
In: Ward D, Dahan A, Teppema L, editors. Pharmacology and pathophysiology of the control of breathing. Lung biology in health and disease Vol 202. Boca Raton: Taylor & Francis; 2005.

II．肺におけるガス交換

ガス交換の仕組み

　すでに述べたように、息をするということは新鮮な空気を体内に取り入れ、体内から古くなった空気を体外に放出する運動である。これによって肺においてガス交換が行われる。しかし、肺は自分では動けない臓器なのである。それでは肺における空気の出し入れはどのような仕組みで起きるのであろうか。これを理解するためには、まず肺を取り囲んでいる"胸郭"の構造を知る必要がある。

1．胸郭の構造

　肺は胸郭と呼ばれる入れ物にぴったりと収められている。胸郭は上方と周囲が胸壁、下方は横隔膜からなり、その内部は胸腔と呼ばれている（図15）。肺の表面と胸腔の表面は連続した胸膜で覆われ、この胸膜腔内の圧を"胸膜腔内圧"と呼んでいる。胸腔内に存在する肺は肺自身の弾性により収縮しようとする性質がある。一方、胸壁には外へ広がろうとする性質があり、この両者のバランスの結果、胸膜腔内圧は大気に比べて陰圧となっている。したがって、外傷により胸壁に穴が開けば、肺はただちに縮み胸郭は外側に広がる（後述）。呼吸運動は主呼吸筋である横隔膜および肋間筋の収縮による胸腔内圧の変化によって生じる。これらの呼吸筋は随意筋であり、脊髄前角の運動ニューロンによって支配されている。随意筋とは、意思の力で収縮させることのできる筋肉である。

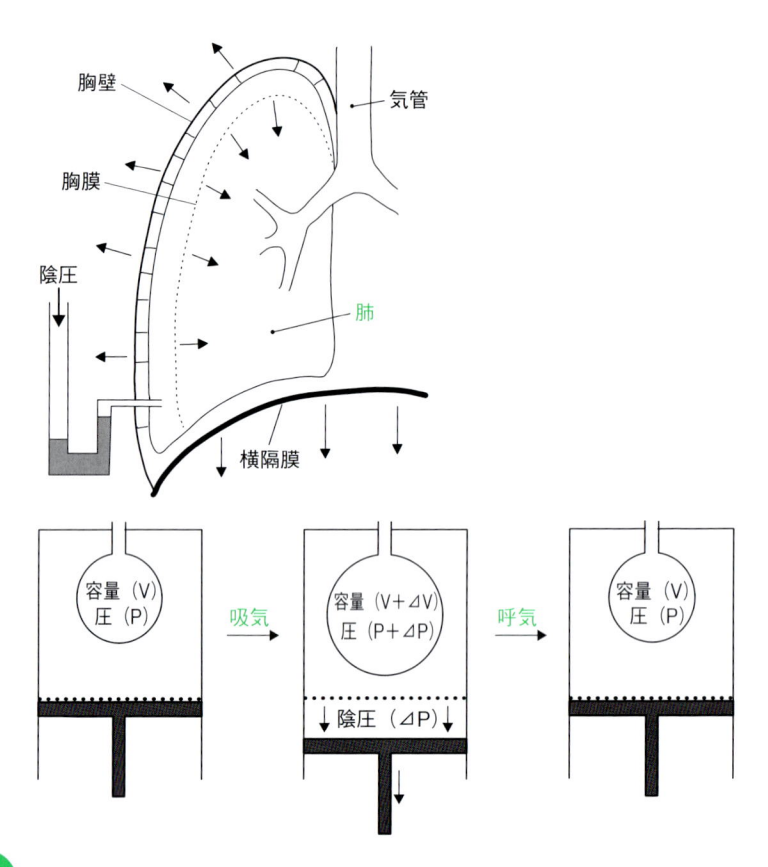

図15　胸郭の構造と肺の受動的運動

　したがって、大きく息をしたければ深呼吸をすればよいし、速い呼吸をしたければ呼吸数を増やせばよい。息を止めることさえできる。このような随意性は大脳からの指令によって行われる。この点では、呼吸筋は血液を体に供給する心臓の筋肉（心筋）とは大きな違いがある。心筋運動が意思で自由にならないのは誰でも知っているだろう。心筋の自動性と同様に呼吸にも自動性があるが、心筋と違って、その自発呼吸リズムは脳の延髄にある呼吸ニューロンと呼ばれる神経細胞からの信号（インパルス）が脊髄の運動神経細胞に伝わり、次いでその信号が呼吸筋に伝えられることで発

生する。呼吸筋の筋線維はいわゆる遅筋に属し、収縮速度は遅いが血流が多く、疲労しにくい特徴を持っている。ではどうして肺が受動的に動くかを理解するには、図15下部に示したようなモデルを頭に浮かべるとよい。

　今、風船を密閉した容器の中に閉じ込め、容器の容量を下のピストンを動かすことで変化できるようにしておく。密閉した容器は胸郭に相当し、ピストンは呼吸筋によって動かされる。ピストンを下げると容器内は陰圧となり、その圧力で風船が外気側から空気を取り込み膨らむ。これがちょうど、吸息に相当する。ピストンを元の位置に戻せば、風船内の空気は再び外気に戻り、風船は萎む。これは呼息に相当する。

2. 気道と肺の構造

　息をすることで出し入れされる空気が通る道を"気道"と呼び、最終的には末端の肺胞に到達する。気道のうち、鼻・口から咽頭・喉頭を含む気管上部までの胸郭外の部分を"上気道"、それよりも末梢側を"下気道"と呼んでいる。簡単にいえば、喉仏（のどぼとけ）の下で鎖骨の裏側ぐらいまでが上気道で、それ以下が下気道となる。

　上気道にガス交換機能はないが、末梢気道を防御する役割や発声、食物摂取に必要な嚥下など高度な機能が備わっている。上気道の内面は粘膜に覆われており、粘膜内および粘膜下には無数の神経終末や特殊な受容器終末が存在している。一方、その外側には多数の筋が複雑な形で上気道を取り囲み、上気道の形状を保つと同時にその内径の変化に関与している。上気道は単なる"空気の通り道"ではなく、保温・加湿、発声、嗅覚、嚥下、気道防御、気道保持など多様な機能を備えている。これらの機能の中で気道防御、気道保持、嚥下は、生命維持の点では特に重要であり、それらの機能は反射を中心として保持されている。

　気管は左右の主気管支に分岐した後、主気管支は葉気管支に2分岐し、葉気管支は、さらに区域気管支に2分岐する。このように分岐に分岐を重ね、

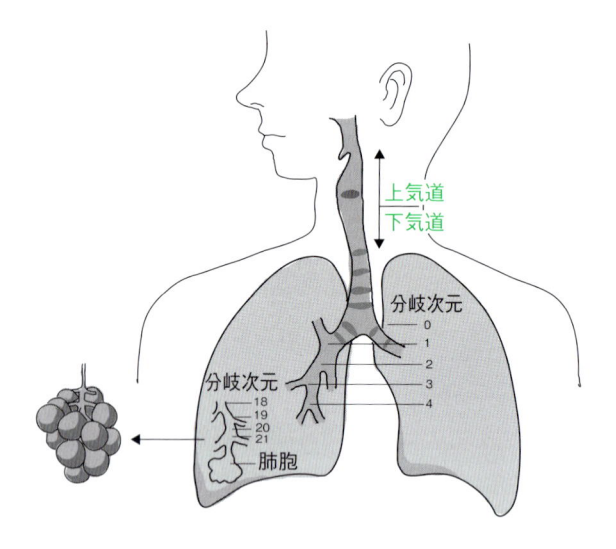

図16 気道の名称と気道分岐

　全部で23代、ネズミ算的に分岐数を増やし、気道の総断面積を増やすのである（図16）。

　通常16次元の終末細気管支までを導管部、それ以降の末梢部を移行部あるいはガス交換部と呼んでいる。気道の表面は上皮細胞で覆われており、その外側には帯状の平滑筋がある。気管から気管支にかけて軟骨が存在し、気道径を保つ役割を果たしているが、直径1mm以下の細気管支のレベルでは軟骨性支持組織は消失する。肺胞は約3億個あり、その直径は呼気位で約200μmで、肺胞の総面積は60〜70m^{2}である。気道の末端部で、気道が肺胞に囲まれた形態はブドウの房に似ており、肺は無数のブドウの房が集まった構造をしていると考えると理解しやすい。気道の末端となる肺胞は肺毛細血管と接しており、その厚さは0.3μmと薄く、ガス交換に適している。しかし、これは肺胞が開いているという条件下での話である。実際は肺胞の大きさは均一ではなく、物理力学的作用によって、小さい肺胞は大きな肺胞に比較して虚脱しやすい。また、小さい肺胞を膨らませるた

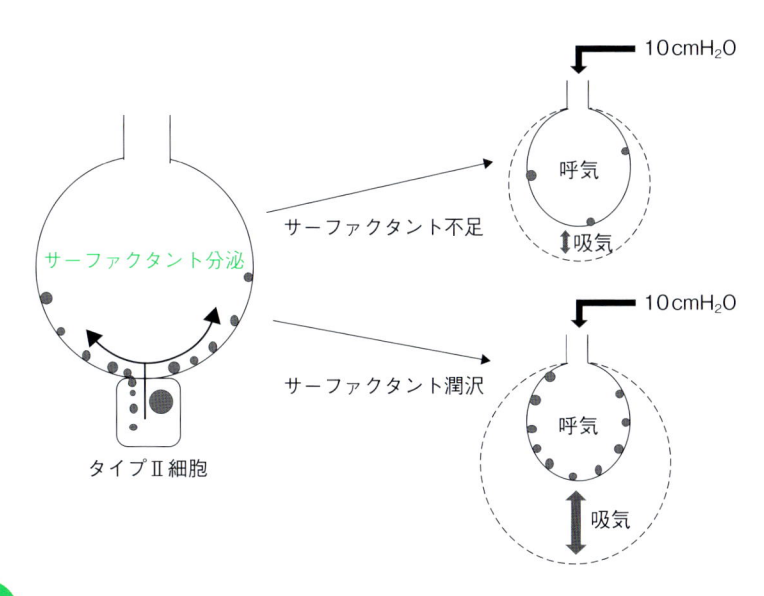

図17 肺サーファクタントの分泌と役割

めには大きな肺胞を膨らませるよりも大きな力がいる。子どものころ、小さな風船を膨らませるには大きな風船を膨らませるよりも大変であることを経験した人は、このことを実感できるだろう。この欠点を防いでいるのが、"肺サーファクタント"と呼ばれる物質である コラム9 。この物質は肺胞の上皮細胞から分泌されるリン脂質の一種である（図17）。この物質が小さい肺胞の内面に存在すると、肺胞の表面張力が低下し、肺胞は虚脱しにくくなるのである。

　肺や胸壁の組織は弾性線維や膠原線維を含んでいるが、病的状態によってこれらの線維が硬化する場合がある。例えば、肺線維症と呼ばれる状態である。この状態では胸腔内陰圧が発生しても肺の伸展性が減少するため、肺が膨らみにくくなっている。このような状態を肺コンプライアンスが減少した状態といっている。すなわち、一定の胸腔内陰圧に対して肺の膨らみが制限された状態である。肺の伸展性がまったく正常でも肺が膨らみに

くくなる状態がある。気道抵抗が増した場合である。例えば、細いストローを口にくわえて、ストローを介して息をしてみよう。ストローが細ければ細いほど、息をするのが難しくなり、肺に空気が十分入らないことが実感できるだろう。これは肺に空気が入る場合、空気は流体として動き、そこには流量、抵抗、圧の関係が発生するからである。この三者には圧＝流量×抵抗の関係があり、同じ圧ならば、抵抗が高くなればなるほど流量が低下することになる。喘息のように気道平滑筋が収縮して気道が狭くなる場合や、痰が気道を塞いでいる状態では気道抵抗は高くなる。この状態では肺自身の伸展性は正常であっても、肺に空気が入りにくい状態になることは容易に想像できるだろう。

コラム9　　　　　　　　　　　　　　　　　　　　　人工肺サーファクタント

　肺サーファクタントは90％のリン脂質と10％のタンパク質から成り立っており、リン脂質の主要成分はディパミトイルレシチンと呼ばれる物質であり、そのほかにわずかな遊離脂肪酸およびトリグリセリドが含まれている。タンパク質には肺サーファクタントA～Dが含まれている。臨床ではウシの肺から抽出された肺サーファクタント成分を人工的に調製した人工肺サーファクタントが使用されており、新生児医療現場の専門家の間では"魔法の薬"と呼ばれている。確かに、この薬を新生児呼吸窮迫症候群の赤ちゃんに投与すると、それまで苦しそうにやっと呼吸運動していた状態が短時間で改善するのである。この薬剤を世界で初めて実用化したのが実は日本人（岩手医科大学/藤原哲郎教授）だということも特筆すべきことである。

---

3. 肺循環

　空気の出し入れが息をすることの基本であるが、これだけではガス交換は生まれない。肺胞には肺胞壁を取り囲むような網目構造の毛細血管床が

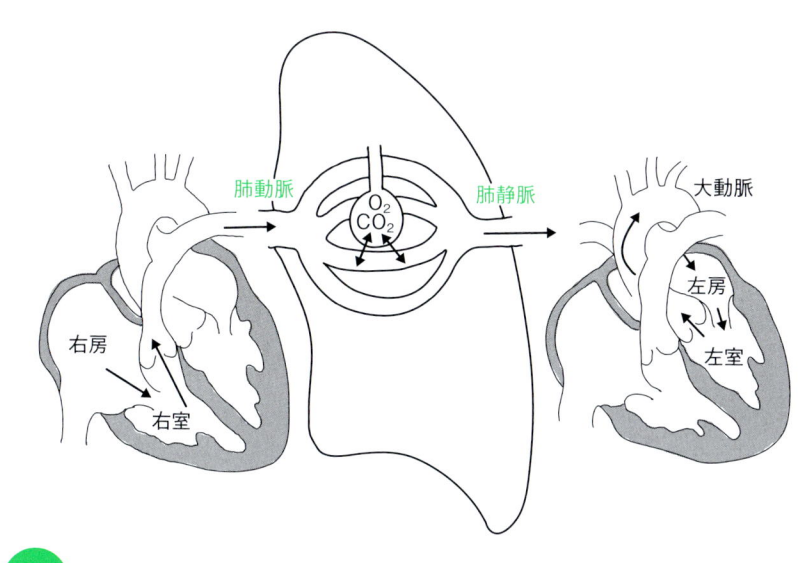

図18 肺循環とガス交換

あり、気相と液相の接点があって初めてガス交換が可能となる。肺循環は、心臓の右心室から肺動脈を経て肺全体に血液を送り込むことにより、酸素を取り入れ、二酸化炭素を放出する（図18）。

　肺循環では肺動脈弁を越えた肺動脈主幹部で肺動脈は2つに分かれた後、それぞれ左右の肺の気管支と並走し、分岐を重ね、呼吸細気管支のレベルで径5μm程度の毛細血管となり、網目状に肺胞を取り囲む。この網目構造のガス交換に関係する面積は50〜100m²と広大である。これはテニスコート片面（約11.9m×8.2m）の広さに匹敵する。

　毛細血管と肺胞壁を介したガス交換によって酸素化された血液は、小肺静脈に入り小葉間隔壁を走り、しだいに太い静脈となり、左右の肺で上下2本ずつ計4本の肺静脈となり左房に流れ込む。安静時での肺循環時間は4〜6秒であり、赤血球が肺毛細血管を通過する時間は約0.75秒である。この短い時間に血液は酸素を受け取るのである。

(a) 死腔と肺シャント

　地球上に棲む生物は、すべてなんらかの形で重力の影響を受けている。立って歩く人間は特に重力の影響を受けやすい動物といえる。呼吸も実は無視できないほどの重力の影響を受けている。例えば、肺は上部ほど肺胞が開いた状態になっている。これはちょうど上から垂らした柔らかいコイルスプリングが天の方向（重力と反対方向）に広く開いているのと同じである。つまり、スプリングが自分自身の重さで下部よりも上部を強く引っ張るのである。この重力の影響で、立位の場合、一番上に属する部位の肺胞は目いっぱい開いた状態になり、一番下に位置する肺胞はむしろ潰れた状態である。ガス交換は完全に潰れた肺胞では行われない。しかし、目いっぱい膨張した肺胞が換気量という点で有利かというと、必ずしもそうではない。これは、換気は肺胞が開いたり、縮んだりする結果生じるものであり、開いた肺胞と縮んだ肺胞の容量の差が少なくなると、当然ながら換気量としては小さい値になるからである。

　肺血流も重力の影響を強く受ける。肺循環は低圧系で肺血管壁は薄く、受動的な血管拡張や重力、肺血管周囲圧の影響を受けやすい。平均肺動脈圧は体血圧の約1/6しかない。このことは体血圧の収縮期圧が少し低めで90 mmHgの人ならば、肺動脈圧収縮圧は15 mmHgということになる。もし、体血圧収縮期圧が90 mmHgの人が立っているか椅子に腰かけている場合、肺尖部は心臓よりも約20 cm高い位置にあり、15 mmHgの重力の影響を受けることになる。肺動脈収縮期15 mmHgの状態では肺尖部に血液を届けるのは不十分である。肺胞に酸素が送られてきても、血液が循環しなければ、血液は酸素化されない。このような状態、すなわち肺胞から見た場合に血液が来ない状態を"死腔"という。また逆に、血液が十分流れていても、肺胞が潰れていたり、肺胞内に酸素がない状態では血液中に酸素を取り入れることはできない。このような状態、すなわち肺毛細管から見てガス交換に必要な肺胞がない状態を"肺シャント"という（図19）。死腔があっ

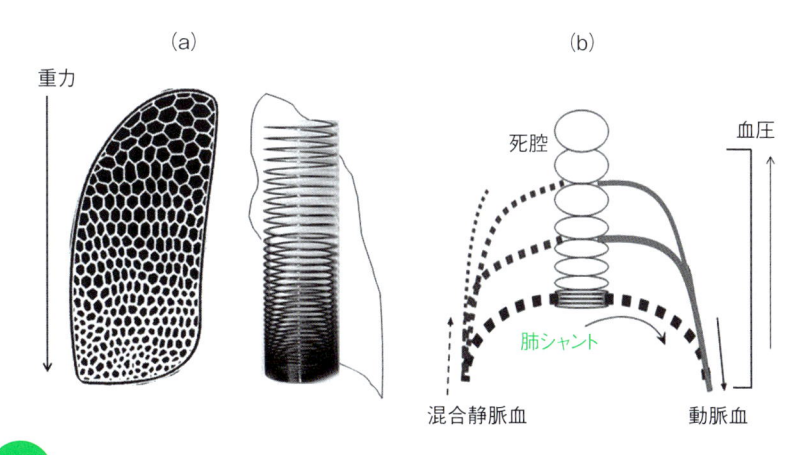

(a) 重力
(b) 死腔 血圧 肺シャント 混合静脈血 動脈血

図19 肺胞換気と肺血流に及ぼす重力の影響

てもシャントがあってもガス交換には不利であり、血流と換気量がほぼ同量の場合、すなわち換気血流比が1の場合が理想と考えられている。

　不思議なことに、肺全体の換気量と肺血流量の比は、通常0.8〜1.0くらいに保たれている。しかし、肺は数億の肺胞から構成されており、しかも個々の肺胞ガス組成はそれぞれ異なっており、それぞれの肺胞に接して流れる血流量も均一ではない。したがって、肺全体として換気量も血流量も正常に維持されたとしても、ガス交換が正常に維持されるとはかぎらない。すなわち、局所的な換気血流比の不均等があれば、全体の換気血流比が正常でも、ガス交換の効率が低下し、血液中の酸素含量の低下や二酸化炭素含量の上昇を招くことになる。

(b) 低酸素性肺血管収縮

　肺内血流分布は重力のみならず、低酸素の影響を強く受けることが知られている。一般に体循環系の血管平滑筋は低酸素で拡張するが、肺血管は低酸素によって収縮する。これを低酸素性肺血管収縮（hypoxic pulmonary vasoconstriction：HPV）と呼んでいる。その本体は明らかではないが、肺胞ガスの酸素分圧低下が肺の小動脈平滑筋を収縮させるという性質によって

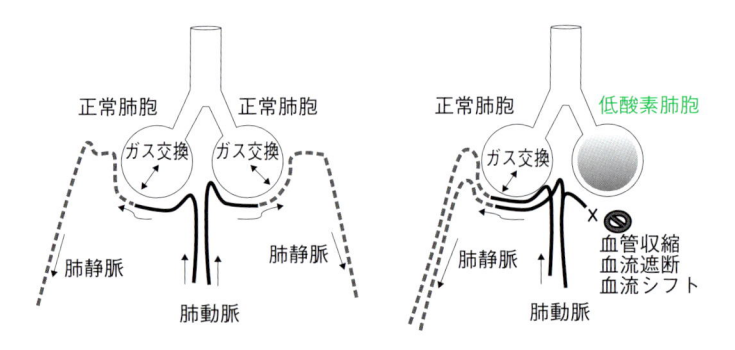

図20 低酸素性肺血管収縮による血流の変化

発生すると考えられている。この反応は低酸素に陥った肺胞から、十分換気されている肺胞へ血流を振り向け、肺全体の酸素化効率を向上させるための作用と考えられている（図20）。

4. 人工肺

　ガス交換を物理化学的な反応と考えると、これを人工的に行うことも可能である。人工肺とは文字どおり人工的な肺であり、血液と酸素ガスや空気を接触させることで血液を酸素化したり、脱二酸化炭素化させたりする装置を指す。人工肺はその原理の違いから、気泡型、回転円盤型、膜型が考案されているが、最近は膜型を改良した中空糸膜を用いた人工肺が広く使用されるようになった。この人工肺の膜は、内外径が0.2〜0.3mm程度のストロー状のもので、多数の微細孔を有している。血液が中空糸の内側を流れ、ガスが外側を流れることにより膜を介して酸素と二酸化炭素が移動するが、この微細孔は血液が通過することなくガスのみを通過させることにより、安定したガス交換が行われる。人工肺を利用した装置としては体外膜型肺〔extracorporeal membrane oxygenator：ECMO（通称エクモ）〕と呼ばれる装置があるが、これは肺不全の患者に対して、大きな血管にカニューレを挿入して血液を体外に取り出し、これを酸素化した後に再びカニュー

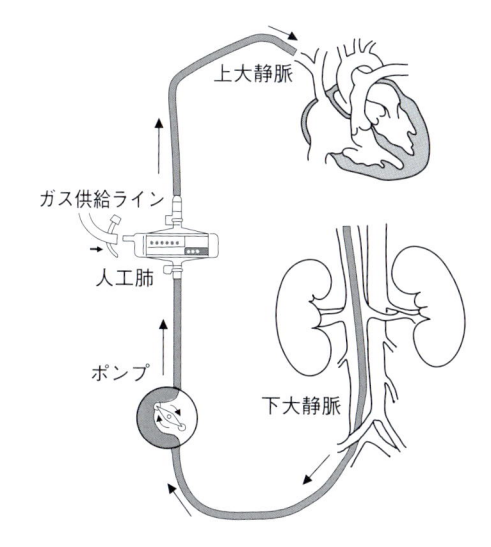

図21 人工肺を組み込んだECMOの概略図

レを介して体内に戻す装置である。通常は、静脈血を取り出し、酸素化後、再び静脈に返す（図21）が、酸素化した静脈を動脈に返すこともある。

　ECMO使用の前提として、患者の心臓は十分に働いていることが挙げられる。一方、肺と同時に心臓の働きが悪い場合には、人工肺と人工心臓を組み合わせた人工心肺装置が使用される。人工心肺装置がもっとも使用されるのは心臓外科の手術であり、心臓の手前から血液を回収し、心臓を出たところの動脈に酸素化した血液を送り込むことで、患者の心臓が完全停止した状態での手術を可能にし、その間、人工心肺装置が脳を含む全身の臓器に酸素を供給し、臓器を保護するのである。心臓手術以外では、経皮的心肺補助装置（percutaneous cardiopulmonary support：PCPS）と呼ばれる装置が、主に急性期の心肺補助に使用される。大腿動静脈で送脱血を行うPCPSでは、皮膚を貫いて血管にカニューレ（送血管と脱血管）を挿入するのが特徴で、血液回路も非常に単純であるため数分間で準備・装着が可能で、心原性ショックの蘇生手段として用いられる。

5. 哺乳類とほかの脊椎動物の違い

人を含む哺乳類での肺の解剖や機能は、多少の違いはあるものの基本的には同じである。しかし、哺乳類以外の脊椎動物では、人の肺と比較して大きな違いがある。

(a) 鳥

鳥にも肺は存在するが、呼吸器解剖は哺乳類のそれとは大きく異なっている。鳥は飛ぶために大量のエネルギーを必要とし、そのためには非常に効率のよい代謝が必要となる。言い換えれば、酸素の取り込みを効率よく行う必要があり、鳥類の呼吸器系は気嚢によってそれを可能としている。鳥の気嚢の数は多くの種で9つあり、空気の吸入を効率化する機能を持っている。気管から入った空気は、半分は直接後部の気嚢に入り、残りの半分は肺を通って前部の気嚢に入る。その後、前部の気嚢に入った空気は直接気管に押し出され、そのまま鳥の口あるいは鼻孔から外部に吐き出される（図22）。

一方、後部の気嚢に入った空気は肺に送られ、そのまま気管を通って外に押し出される。このように、前部と後部の気嚢がポンプの役割を果たすことで、常に肺の中を一定方向に新鮮な空気が安定して流れることができる。

(b) 魚

魚には通常肺はなく、代わりに鰓が酸素を取り入れ、二酸化炭素を排出する役割を果たしている。これは、もともと生命は海中で誕生し、進化してきたものであるので、不思議なことではない。鰓は肺の原型といっても間違いではない。しかし、進化の過程で肺を持った魚類も存在する。例えば、肺魚と呼ばれる魚は陸上脊椎動物の肺に似た空気呼吸器官を持ち、水が干上がった乾季には土の中で空気呼吸をすることができる。肺魚は約4億年前のデボン紀に出現し、恐竜時代後もその姿をあまり変えずに今日まで生

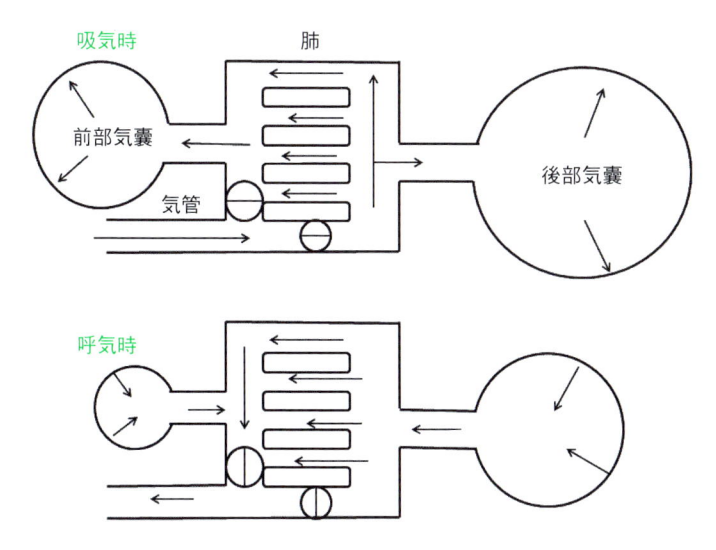

図22 鳥の呼吸系の特徴

き延びた魚であり、生きた化石といわれている。現在の大半の魚は、進化の過程でその肺が二次的に浮力調節器官としての適応的意義を持つようになり、浮力調節に特化した浮袋に進化したと考えられている。

(c) 両生類と爬虫類

両生類のうち蛙は比較的発達した肺を持つが、肋骨が未発達で横隔膜もない。そのため、喉の筋肉だけを使って空気を喉の袋にため込み、それを肺に送り込むことで呼吸をする。ワニを除く原生爬虫類にも筋肉質の横隔膜はないが、肋骨が発達しているので胴全体を使って呼吸ができる。またカメの仲間には、肛門から水を吸って直腸から酸素を取り入れるという特殊な呼吸法を行うものもいる。ワニと哺乳類には、発達した肋骨に加え、横隔膜という息を吸うための専用の筋肉があるので、さらに効率よく呼吸ができる。哺乳類はこの効率のよい呼吸システムのおかげで高い酸素要求にも対応でき、優れた運動能力を発揮できると考えられている。また、多くの両生類の幼生は鰓呼吸をするが、成体では肺呼吸と皮膚呼吸を併用す

るのが普通である。しかし、成体になって鰓が消失しても肺ができず、皮膚呼吸のみという両生類もいる。

血液による酸素と二酸化炭素の運搬

　肺胞-肺毛細管レベルで空気（気相）と血液（液相）が接するとガス交換が生じる。肺におけるガスの拡散は、ガス交換面積や肺胞毛細血管膜距離に影響を受けるが、もっとも重要な因子はガス溶解度とガス分圧である。つまり、溶けやすく、分圧の高いガスは、肺胞-血液間を移行しやすくなる。1気圧下で生活しているヒトの場合、酸素の肺胞内での分圧は100 mmHg程度、毛細血管の入口では40 mmHg程度であるので、両者のガス分圧には60 mmHg程度の差があることになる。一方、二酸化炭素は毛細血管の入口付近では45 mmHg程度で、肺胞内では40 mmHgであり、その差はわずかに5 mmHgである。この2つのガスの分圧の違いは、二酸化炭素の溶解度が酸素の20倍も高く、拡散も20倍速いことによっている。しかし、やや血液中に溶けにくい酸素でも、肺毛細血管全通過時間0.75秒のうち最初の0.25秒で血液の酸素化は完了してしまう。これは肺胞から酸素が血液に移行する過程で、赤血球中のヘモグロビンという酸素と強い親和性を持つ色素の存在によって加速されているからである。血液中の酸素の大部分はヘモグロビンに結合した形で運搬され、血漿で運搬される量は全体の4%程度である。健康成人の血液100 mlあたりに含まれているヘモグロビンの量は約15 gである。ヘモグロビン1 gには酸素1.34 ml結合することができるので、100 mlの血液には約20 ml（15×1.34＝20.1）の酸素が含まれることになる。成人の心拍出量を毎分5 lと想定すると、1分間に血液が運搬できる酸素量は約1,000 ml（1 l）となる。安静状態での成人の酸素消費量は1分間で約250 mlであるので、酸素運搬量はその4倍となり、かなり余裕がある量となっている。別の言い方をすれば、安静状態で使用されるのは動脈

血に含まれている酸素の約25％であり、組織で酸素を供給した後の血液、すなわち静脈血には残り75％の酸素が使用されずにそのまま残っていることになる コラム10 。酸素と異なり、二酸化炭素がヘモグロビンと結合して運搬される量は全体のわずか11％である。大部分（80％）は赤血球内で炭酸脱水酵素を介した化学反応を起こし、水と二酸化炭素から重炭酸イオンが形成され（$H_2O + CO_2 = H^+ + HCO_3^-$）、これが血漿中に溶け込んだ形で運搬される。その量は100mlの血液で4ml程度である。1分間の心拍出量を5lと想定すれば、1分間で運搬される二酸化炭素は200mlであり、1時間で12l、1日では288lとなる。

　ここで明らかになったように、血液によるガスの運搬にはヘモグロビン濃度と心拍出量が強く関係している。貧血でヘモグロビン濃度が低下していると、単位血液あたりの酸素含有量は低下して運搬量は減少するが、血液はサラサラ状態で血管抵抗が低下し、心拍出量が増大して酸素運搬量不足を補おうとする働きがある コラム11 。一方、心不全などによる心拍出量低下の場合は深刻な酸素運搬量の低下が生じる。

コラム10　　　　　　　　　　　　　　　　　　　　　　　心肺蘇生

　突然の心停止はどこでも、いつでも、誰にでも起こりうる。心停止によって脳虚血が発生し、息も停止するのが普通である。このような場合、心肺蘇生が必要となる。心肺蘇生はできるだけ早く始めることが望まれる。その理由は脳細胞は酸素欠乏に弱く、4、5分で不可逆性の変化をするからである。心肺蘇生に関して、以前は呼吸が循環と同様に大切とされてきたが、最近の考えでは、一刻を争うときはとにかく循環を優先するというふうに変わってきた。その根拠は、心停止の直前まで普通に息をしていた人の血液中には心停止直後もまだ十分な酸素量が残されているからである。単純な計算では、健康成人が突然心停止状態となった場合、心停止直後の血液には少なくとも3分間は体に必要な酸素を供給できる量が残されている。心マッサージをただちに始め、できるだけ早く自動体外式除細動

器（automated external defibrillator：AED）装置を使用した心肺蘇生法を実施することが心停止現場に居合わせた人に望まれている。

コラム11　　　　　　　　　　　　　　　　　　　　　　　　　　　人工赤血球

　外傷、手術、吐血、感染などいろいろな原因で貧血は発生するが、酸素運搬に支障を来すほどの貧血になった場合（例えば、血液中ヘモグロビンレベルが6g/dl以下）、赤血球輸血が必要となる。この場合、保存しておいた自分自身の血液を輸血することを自己血輸血、他人の血液を輸血することを同種輸血という。自己血輸血での問題はほとんどないが、同種輸血の場合は血液不足、感染、免疫的副作用、溶血副作用など、さまざまな問題がある。これらの問題を解決する方法として、現在、いつでも、どこでも血液型に関係なく、必要量を安全に供給できる人工赤血球輸血の開発が望まれている。現段階では、ヒト赤血球由来ヘモグロビンを脂質二重膜で包んだヘモグロビン小胞体と呼ばれるものや、ヘモグロビンをアルブミンで包むように結合させクラスター状分子にしたものなどが安全性や経済性の面で有望視されているが、臨床応用にはまだ少し時間がかかるようである。これとは別に、iPS細胞を利用して、自分自身の赤血球を試験管内で作り出す技術も研究されている。

1. ヒトヘモグロビンの特性

　ヒトを含む脊椎動物における酸素運搬にヘモグロビンはもっとも重要な役割を果たしている。一方、酸素と結合し運搬を担うさまざまなタンパク質は、動物界や植物界にも広く存在する。これらのタンパク質の多くはヘムとグロビンを含んでいるため、単にヘモグロビンと呼ばれることがあるが、これらのタンパク質の立体構造は、ヒトのヘモグロビンとは大きく異なっている。ヒトにおけるヘモグロビンは、2種類の球状タンパク（成人ヘモグロビンではα鎖とβ鎖）が2本ずつの計4本（4量体）から成り、これら各々

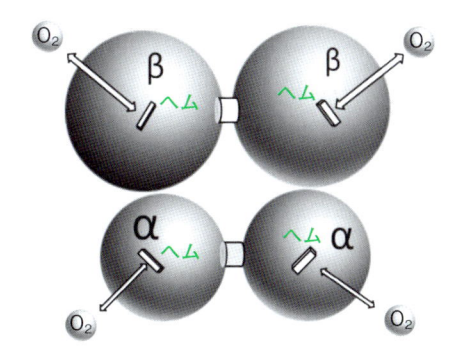

図23 ヘモグロビンの構造

のタンパクは鉄を含むヘムを1分子ずつ含有している（図23）。

　ヘモグロビンの酸素との結合は、ヘモグロビンの高次構造の変化により影響を受ける。すなわち、ヘモグロビンに1分子の酸素が結合すると、酸素と結合していない他のヘムがより酸素と結合しやすい状態に構造変化を起こし、逆にヘムから酸素が離れるとほかのヘムも酸素を遊離しやすい状態に変化する。これにより、酸素濃度の高い肺では酸素とより結合しやすくなり、また、酸素濃度の低い組織では酸素が遊離しやすくなり、その結果、ヘモグロビンは効率よく酸素を組織に運搬することができる。胎児ヘモグロビンは成人ヘモグロビンと少しだけ違い、β鎖の代わりにγ鎖が主流となっているが、誕生後にγ鎖がβ鎖に置き換わる。胎児ヘモグロビンは成人ヘモグロビンよりも酸素親和性が高く、胎児が母体から酸素を受け取るのに都合良くなっている。ヒトヘモグロビンの質的・量的な異常による疾患をヘモグロビン異常症と呼んでいるが、その多くは遺伝性疾患である。その代表的なものが鎌状貧血（鎌状赤血球症）と呼ばれる疾患で、常染色体劣勢遺伝により、ヘモグロビンβ鎖に異常がある。低酸素などが刺激となって鎌状赤血球が増えると、溶血が発生し、腹痛、骨の痛み、吐き気などが出現する。重症の場合は死亡する。この疾患は主にアフリカ、地中海沿岸、

中近東、インド北部で見られ、今のところ、わが国ではほとんど見られないが、国際化が進めば、わが国でも問題となる可能性はある コラム12 。

コラム12　　　　　　　　　　　　　　　　　　マラリアと鎌状赤血球

　鎌状赤血球症とマラリアには深い関係がある。そもそも鎌状とは赤血球が鎌のような形になっていることを意味している。正常の赤血球が平べったい円形をしていることと比較すると、いかにも異常な形状である。鎌状赤血球は低酸素やストレスで壊れやすく、その結果として貧血を起こす。マラリアを引き起こすマラリア原虫は正常な赤血球内では増殖することができるが、鎌状赤血球内では増殖できず、破壊される。このため、鎌状赤血球患者ではマラリアに抵抗性があると考えられている。有史以来現在まで、熱帯地方でのマラリアと人類との闘いは続いている。ある意味で鎌状貧血は、人類が生き残るために獲得したマラリアに対する一つの対処法ともいえる。

2．長時間潜水ができる能力

　健常な成人ならば、ヒトは水中では最大でも5分くらい、一方、ワニは少なくとも1時間は水中に潜れるといわれている。これはワニのヘモグロビンとヒトのヘモグロビンでは大きな違いがあるからである。ヒトのヘモグロビンは、分子状の二酸化炭素（CO_2）や2, 3-DPGと呼ばれる赤血球中の解糖中間物質と結合し、酸素を離しやすい状態にする。一方、ワニのヘモグロビンは、ヒトのヘモグロビンと異なり、解糖中間物質と結合しない代わりに、重炭酸イオン（HCO_3^-）に優先的に結合し、立体構造を変えることで酸素を離しやすくする。ワニが水中に長く潜っていられるのは、ヘモグロビンから解離される酸素の量がヒトと比較して圧倒的に多いことと、末梢で生じたCO_2を効率良く肺に運搬することができるからである。

　ヒトにおいても、ヘモグロビンを作り出す遺伝子の一つに変異があると、

普通のヘモグロビンに比べ酸素を運ぶ能力が異常に高くなることが報告されている。このヘモグロビンは、長時間の潜水が可能なある種のワニと性質がよく似ているようである。このような人は並外れた運動能力を生まれながらに身に付けた人といえる。

　末梢組織に酸素を多く運ぶことが運動能力と関係するならば、単純に血液中のヘモグロビンの量を増やせば運動能力が高まるはずである。この考え方は一部は正しい。例えば、高地住民のヘモグロビン濃度が高いことは古くから知られており、これは低酸素状態での酸素運搬効率を上げるために体を高ヘモグロビン血症にしているものと考えられている。運動選手の高地トレーニングもヘモグロビン量を増やす効果があり、過酷な状況下でのヘモグロビン増加が酸素運搬の向上と関連していると考えられている。また、エリスロポエチンという造血ホルモンの受容体に関する研究の中で、家族性赤血球増加症を呈する家系で超人的な運動能力を持つ者がいることが報告され、高いヘモグロビン値や赤血球数と高い持久能力との関連が示唆された。これらの事実から、スポーツ選手の間ではエリスロポエチンの使用者が出てくるようになったが、同時にエリスロポエチンの害も問題となり、現在のスポーツ界ではドーピング検査によってこれらの薬物使用は禁じられている。エリスロポエチンの害とは、このホルモンが赤血球の生成を促進し、血液を濃くするため、血液はドロドロ状態となり、肺、心臓、脳などの部位で血栓症が発生しやすくなることである。

　クジラ、イルカ、アザラシなどの哺乳類はワニと同様に長時間潜水することができるが、その理由はワニの場合と少し異なっている。これらの哺乳類には、筋肉中にあるミオグロビンというヘモグロビンに似た色素タンパク質が非常に豊富に存在しており、このミオグロビンが大量の酸素を貯蓄し、末梢に長時間酸素を供給することができるためである。

3. パルスオキシメータと酸素飽和度

　ヘモグロビンは酸素と結合する（酸化ヘモグロビン）と鮮紅色となり、酸素を離したヘモグロビン（還元ヘモグロビン）は暗黒色である。このヘモグロビンの色が重要となる場合がある。例えば、一般的に酸素不足の場合、皮膚や粘膜が青紫色となり、この状態を"チアノーゼ"と呼んでいる。水に溺れた人や、喉に何か詰まって窒息状態になった人を見たことのある人はすぐに理解できると思うが、あのなんとも言えない血の気の失せた色がチアノーゼなのである。

　それではチアノーゼ状態イコール低酸素状態なのか。そうは簡単にはいかない。チアノーゼは還元ヘモグロビンが5g/dl以上になった場合に出現するといわれている。正常な成人男子ではヘモグロビンは14〜18g/dl程度なので、28〜35％のヘモグロビンが還元状態の場合にチアノーゼが出現することになる。これは健康成人が5,000m級の高山に登山して空気が薄くなった状態ならば簡単に出現する。しかし、ヘモグロビンが10g/dl以下の貧血の人がチアノーゼになるためには、エヴェレストのような8,000m級の高山に登らなければならないことになる。一方、ヘモグロビン濃度が異常に高い人では、平地においてもチアノーゼが出現しているが、必ずしも低酸素状態というわけではない。さらに、一酸化炭素中毒のようにヘモグロビンに一酸化炭素が結合した場合、一酸化ヘモグロビンの色は酸化ヘモグロビンよりもさらに鮮紅色が強く、皮膚や粘膜も鮮紅色ではあるが、実際の血液中の酸素濃度は極端に低く低酸素状態となっている場合もある。したがって、チアノーゼは低酸素の指標の一つであるとしかいえない。

　何パーセントのヘモグロビンが酸素と結合しているかを見る指標として飽和酸素濃度がある。臨床では指先や耳たぶなどにプローブを装着して、経皮的に酸素飽和度を測定することができるパルスオキシメータが有用である（図24）。

　パルスオキシメータの測定原理は、ヘモグロビンの赤色光と赤外光に対

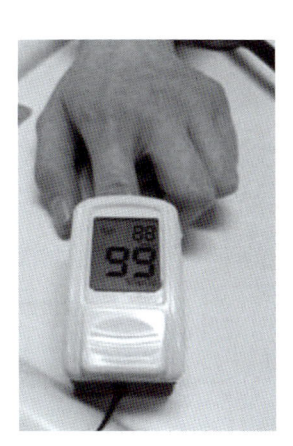

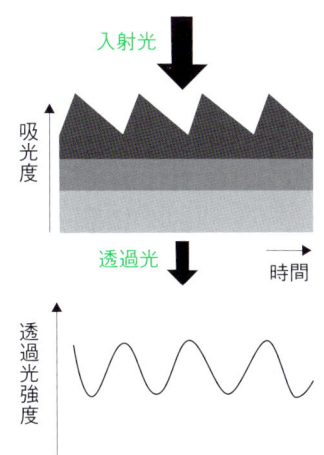

図24 パルスオキシメータと測定原理

する吸光度が酸素結合の有無によって異なることを利用している。通常、プローブは発光部と受光部センサーで構成されており、発光部は赤色光と赤外光の2種類の光を発し、これらの光が組織を透過したものを受光部センサーで分析し、拍動のある成分を動脈血としてその酸素飽和度を測定する。測定原理は、酸化ヘモグロビンと還元ヘモグロビンでは赤紅色に対する吸収度が異なること、および動脈拍動により透過光強度が変化し動脈血に限定した吸光度を測定できることにある。経皮的な方法で測定される動脈血酸素飽和度値は、動脈血を直接的に分析測定して得られた値（Sa_{O_2}）と区別してSp_{O_2}と表示されている。このパルスオキシメータは日本人によって発明されたものである。

4．組織呼吸

　動脈血は血管末端の毛細血管まで運ばれ、そこでヘモグロビンから酸素が遊離する。酸化ヘモグロビンが還元ヘモグロビンに変化するのである。

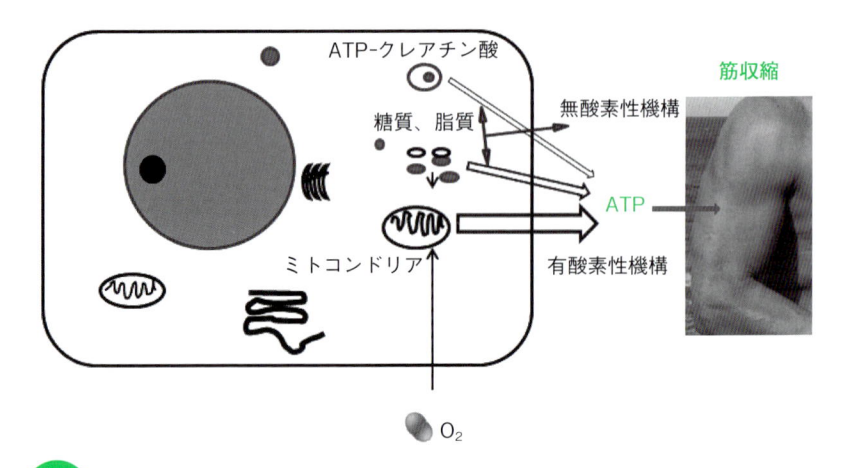

図25 細胞レベルでのエネルギー産生

　遊離した酸素は組織中でさらにミトコンドリアと呼ばれる細胞器官に拡散し、ミトコンドリア内で生体のエネルギー源となるアデノシン三リン酸（adenosine triphosphate：ATP）という物質の合成に寄与する（図25）。ミトコンドリアは細胞内の一種の動力工場であり、糖質や脂質からATPを産生する コラム13 。ATPの合成には酸素を必要としない過程（嫌気性解糖）も存在するが、その効率は酸素が存在する場合（有酸素機構）に比べて著しく低い。

コラム13　　　　　　　　　　　　　　　　　ミトコンドリアと運動能力

　ミトコンドリアがエネルギーの生産工場であることを考慮すると、ミトコンドリアと身体運動能力には深い関係があることが示唆される。ミトコンドリアには細胞の核とは別の遺伝子があり、遺伝情報は母系遺伝するという性質を持つことが明らかにされている。また、疫学研究において、有酸素性運動能力は父親より母親の影響を受けるということが報告されている。これらの事実から、ミトコンドリアの質が運動能力と関係する可能性は十分あるといえるであろう。しかし、運動能力はミトコンドリアの質だけでは決まらない。量も重要な要素の一つであ

るからである。言い換えると、ミトコンドリアというエネルギー生産工場の数を増やすことが重要ということになる。ミトコンドリアを増やすためには、筋肉に高度の負荷を短時間かけた運動が効果的といわれている。

5. 血液ガスと酸塩基平衡

　生体では細胞内のpHはほぼ中性（pH＝7.0）であるが、物質代謝によって多量の酸が産生されると、細胞内から細胞外へ酸（水素イオン：H^+）の移行が起きる。しかし、細胞外液のpHは7.35〜7.45（弱アルカリ性）のきわめて狭い範囲に調節されている。すなわち、細胞はいつも同じ環境に置かれた、なんとも恵まれた状態下に存在するといえる。このような細胞外液pHの調節は血液の緩衝作用によって維持されているが、この作用は物理的緩衝作用、呼吸による緩衝作用、腎による緩衝作用の3つに分類することができる（図26）。

(a) 物理的緩衝作用

　物理的緩衝作用は、酸と塩との化学反応の結果として生じる緩衝作用を指す。例えば、強酸が弱酸とその塩からなる緩衝系に加えられた場合、化学反応により、加えられた強酸とほぼ等量の弱酸ができることになる。しかし、弱酸の解離はきわめて少ないため、加えられた強酸に由来する水素イオンH^+の濃度上昇はわずかであり、溶液中のpHの変動が緩衝されたことになる。もう少し簡単にいうと、たとえ塩酸や硫酸のような強酸が血液内に入ったとしても、血液の中で強酸は重炭酸に置き換えられ、酸性度は緩衝されるのである。体液中には重炭酸緩衝系、血色素緩衝系、血漿タンパク緩衝系、リン酸緩衝系など多数の緩衝が存在し、各系の総和が体液全体の緩衝能力を表している。

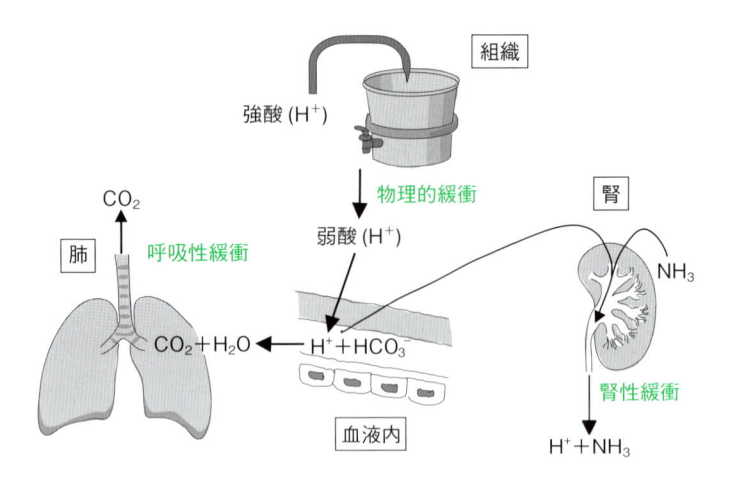

図26 肺および腎における酸塩基平衡調節

(b) 呼吸による緩衝作用

　呼吸による緩衝作用とは、体内で産生された酸や体外から体内に加えられた酸の多くが二酸化炭素として肺から体外に排出されることを指している。一方、体内の二酸化炭素（CO_2）量の大部分は重炭酸イオン（HCO_3^-）の形で存在し、重炭酸緩衝系を形成している。この重炭酸緩衝系に酸（H^+）が加わると、化学反応の結果、水と二酸化炭素が生じる（$H^+ + HCO_3^- \rightarrow H_2O + CO_2$）。この二酸化炭素が呼吸を刺激し換気によって肺から排出され、加えられた酸の大部分は中和・除去されることになる。必要以上の二酸化炭素が体外に排出されたアルカリ状態を"呼吸性アルカローシス"と呼び、肺からの二酸化炭素の排出が不十分な場合、血液は酸性化し、これを"呼吸性アシドーシス"と呼んでいる。具体的な数値としてはpHが7.45以上になれば呼吸性アルカローシスであり、7.35以下になれば呼吸性アシドーシスである。

(c) 腎による緩衝作用

　体内に蓄積した不揮発性酸は腎臓より体外に排出される。不揮発性酸と

は二酸化炭素以外の体内に存在する酸であり、食事によって発生する酢酸、運動で発生する乳酸、タンパク質代謝で発生するリン酸や硫酸などを指す。この不揮発酸の排出は二酸化炭素の肺からの排出が分の単位で完結するのに対してきわめて緩徐であり、完結には少なくとも数日を要する。腎臓で生じる緩衝作用の化学過程は重炭酸イオン（HCO_3^-）の再吸収、水素イオン（H^+）の分泌、アンモニウムイオン（NH_4^+）の生成が含まれる。腎臓が尿中に排出する酸の総量は約70 mmol/日といわれている。不揮発性酸の体内への蓄積は重炭酸イオンの減少を招くが、これによってpHの低下が生じた状態を"代謝性アシドーシス" コラム14 と呼び、逆に、不揮発性酸の過剰な喪失や、体外からの塩基負荷によってHCO_3^-が一時的に上昇し、pHが上昇した状態を"代謝性アルカローシス"と呼んでいる。

コラム14　　　　　　　　　　　　　　　　　　糖尿病と代謝性アシドーシス

　重症の糖尿病患者で代謝性アシドーシスが発生することがある。これはインスリン不足により糖代謝に異常が発生すると、ブドウ糖に代わるエネルギーとして脂肪が分解され、その結果、酸性物質であるケトン体が大量に産生されるために発生するのである。ケトン体が過剰になれば、尿糖や多尿、口渇、多飲といった症状に加え、悪心・嘔吐、腹痛の症状が出現し、さらに重症になれば精神錯乱、昏睡に陥り、適切な治療がなされなければ死に至る。この状態を"糖尿病ケトアシドーシス"と呼んでいるが、同様の代謝性アシドーシスは飢餓や激しい運動、感染、清涼飲料水多飲（ペットボトル症候群）でも生じることがある。

---

6. 酸塩基平衡障害の治療

　細胞外液はきわめて有効な緩衝作用によって、細胞がもっとも安定した状態である弱アルカリ性（pH7.4前後）に保たれており、外側からこの平衡状態を破ることははなはだ困難である。しばしばマスコミなどでアルカリ

や酸性食品の体への影響について取り上げられることがあるが、このような食べ物を大量に摂ったところで、通常はビクともしないのが健常人の酸塩基平衡状態である。

　酸塩基平衡障害が発生する場合は、この障害を引き起こす基礎疾患や発症因子が存在するのが普通である。また、軽度の酸塩基平衡障害が重篤な臨床症状を招くことはきわめてまれである。したがって、通常、その治療は体液量や電解質の補正、原因疾患や酸塩基平衡障害発症因子の是正に向けられる。しかし、pHが7.1以下や7.6以上の異常な値を取る場合には酸塩基平衡異常の修正自体を目的とする治療が行われる。酸塩基平衡障害が長期化する場合、一時的な酸塩基平衡障害は代償によって修飾され、酸塩基平衡障害の診断が難しくなる場合がある。

　呼吸性アルカローシス自体が治療対象となることはまれであり、その発生原因も過換気症候群や人工呼吸器による過換気ぐらいのものである。前者に対しては、呼気で吐き出した息の一部を再呼吸するCO_2再呼吸法(後述：コラム19"過換気症候群の治療"p.88参照)や鎮静薬が使用される。後者に対しては、人工呼吸器の設定を分時換気量が低下するように変化させ、pHを正常化させることを目標とする。

　呼吸性アシドーシスに対しては人工呼吸器によって換気増加を図ることが通常行われている。

　代謝性アルカローシスの治療は単なる血漿のHCO_3^-上昇に対する対策でなく、発症因子の是正がもっとも重要である。例えば、代謝性アルカローシスにはカリウム欠乏が合併することが多いが、カリウム欠乏があると細胞内に取り込まれる水素イオン(H^+)が増え、血漿内には重炭酸イオン(HCO_3^-)が増加する。この場合、カリウム欠乏を補正するだけでアルカローシスが改善することがある。これは投与されたカリウムイオン(K^+)が細胞内に取り込まれると、代わりに細胞内から水素イオン(H^+)が放出され、これによって血漿のHCO_3^-濃度が減少するからである。

代謝性アシドーシスの発生には重要臓器の重篤な病態が関与していることが多い。これは臓器が虚血に至ると酸素不足になり、有酸素代謝に障害が生じ、体内に不揮発性酸の蓄積が生じるからである。pHが7.1未満になる場合、循環不全の悪化防止のため重炭酸ナトリウムやトロメタモール（tris-hydroxymethyl aminomethane：THAM）などのアルカリ薬による補正が行われることがある。

参考文献

本田良行，福原武彦編．呼吸の生理学．新生理学大系17．東京：医学書院；2000．

In：Hall JE, editor. Guyton and Hall textbook of medical physiology. 12th ed. philadelphia：Saunders；2011.

In：Crystal RG, West JB, editors. The lung：Scientific foundations. 2nd ed. Raven Press；1997.

小澤瀞司，福田康一郎総編集．標準生理学．第7版．東京：医学書院；2009．

In：Barrett KM, Barman SM, Boitano S, Brooks HL, editors. 岡田泰伸監訳．ギャノング生理学原書．第23版．東京：丸善；2013．

本田良行．酸塩基平衡の基礎と臨床−基礎編．東京：真興交易医書出版部；1973．

花岡一雄編．麻酔生理学．東京：真興交易医書出版部；1999．

Nunn JF. Applied respiratory physiology. 3rd ed. Oxford：Butterworths；1987.

III. 呼吸機能検査

 呼吸障害時には呼吸機能に異常が発生する。この異常を明らかにするためには、呼吸機能のソフトとハードの両面の検討が必要である。ソフトウエアの部分、すなわち呼吸調節の異常を検査することは意外と難しい。一方、ハードウエアの部分は通常、肺機能検査といわれている部分で比較的簡単に測定することができる。

二酸化炭素換気応答および低酸素換気応答

 呼吸調節の中でもっとも基本的なものは化学調節であり、これは簡単にいえば二酸化炭素および低酸素に対する換気の応答である。二酸化炭素に対する換気応答は再呼吸法で比較的簡単に測定できる。再呼吸法では被験者に約7％程度の二酸化炭素を含んだガス（残りは酸素）を2,3回深呼吸をさせた後、自発呼吸に任せ、4,5分息が苦しくて耐えられなくなるまで再呼吸させる方法である。ここでの再呼吸とは自分で呼出したガスをもう一度吸入することをいう。平常状態の成人では体内で酸素が消費され、常に毎分200ml前後の二酸化炭素が生成されているので、再呼吸させると体内の二酸化炭素はほぼ直線的に増加する。換気は二酸化炭素の上昇に伴い、これも直線的に増加する（図27）。これが二酸化炭素換気応答であり、二酸化炭素に対する反応が高ければ換気量は顕著に増大し、逆に低ければ換気量は増えないことになる。

 同様に再呼吸により二酸化炭素を一定レベルに保ったまま酸素レベルを徐々に低下させ、換気応答を測定することもできる。これが低酸素換気応

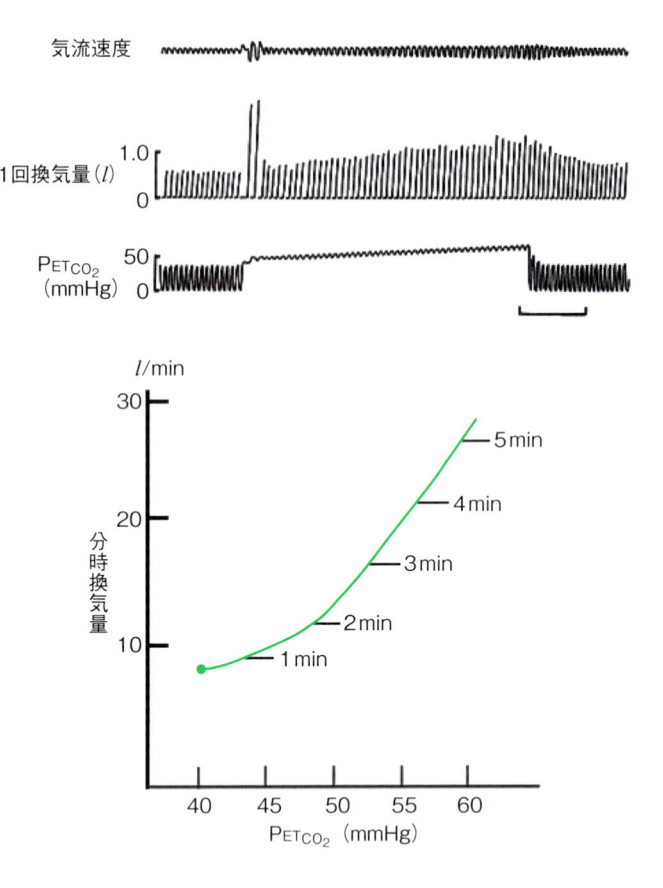

図27 二酸化炭素換気応答曲線
　　　　上段は実際の記録例、下段はP_ETCO2（呼気終末二酸化炭素分圧）と分時換気量の関係を示している。

答測定である。低酸素応答の場合は二酸化炭素応答と異なり、換気応答は双曲線様に上昇する（図28）。特にPa_{O_2}が60 mmHg付近から急速に増加する特徴がある。これは末梢化学受容器がPa_{O_2} 60 mmHgくらいから急速に活動を増強させることに一致している。

　これらの検査のもっとも大きな問題は、応答の個人差である。通常の健康成人の場合、二酸化炭素換気応答は、二酸化炭素分圧1 mmHgにつき、分時換気量1～3 l/分とばらつきが大きく、正常値を定めるのが難し

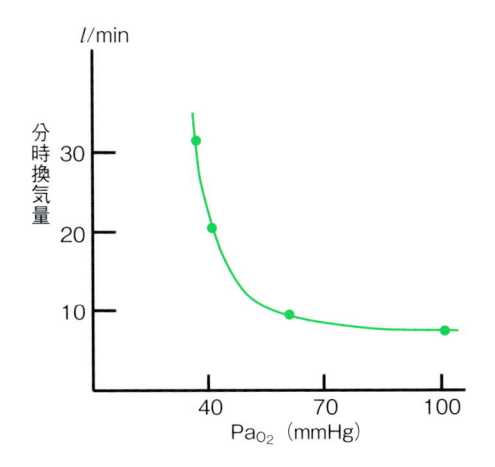

図28 低酸素換気応答曲線

Pa_{O_2}（酸素分圧）が徐々に低下するとPa_{O_2}値が60mmHgくらいから急速に換気量が増加する。

い **コラム15**。同様に、低酸素換気応答も個人差が大きく、正常値を定めるのは非常に難しい。しかし、個人については検査測定の結果は安定しており、病気や薬の影響などを調べるときにはきわめて有効性が高い。例えば、麻薬は呼吸抑制作用を持つとされているが、少量の麻薬を投与した場合には換気量も呼吸数も大きくは変化しない。しかし、二酸化炭素応答や低酸素応答を検査すれば明らかな抑制が認められ、麻薬の呼吸抑制作用が明らかになる。

コラム15　化学感受性と換気量測定の問題点

　化学調節機能を評価するために二酸化炭素分圧や酸素分圧測定と同時に換気量を測定する方法はもっともポピュラーな方法であるが、問題もある。例えば、気道抵抗が著しく高くなっている患者では呼吸中枢の活動を反映している呼吸筋の収縮状態が換気量に反映されないことが多い。このような患者では化学感受性が実際には高いにもかかわらず、化学刺激に対する換気量増加が認められないため、検査結果からは感受性が低いと判断されてしまう可能性がある。換気量の代わり

に呼吸筋の筋電図や吸気圧を測定する方法もある。しかし、これらの方法を用いても正確な判断ができない場合がある。神経筋接合部や呼吸筋自体に問題がある場合には、呼吸中枢からの出力が呼吸筋活動に正確に反映されないからである。結局、一番の問題は、呼吸中枢からの出力を正確に測定する方法が確立していないということになる。

気道防御機能反射

　健常人ならば誰でも経験すると思われるが、コショウやトウガラシの粉を吸い込んだときには咳が出る。また、歯科で治療を受けているとき、喉の奥に少量の水が溜まると嚥下をこらえようとしても嚥下してしまう。これは健常人では気道防御反射が正常に働くからである。これを利用して、検査に用いることができる。例えば、嚥下反射は少量の蒸留水を上咽頭内に摘下したり注入したりすることで誘発できる（図29）。
　また、咳反射は酢酸希釈液やカプサイシン溶液をネブライザーを使用して吸入させれば容易に誘発できる。反射の発生頻度や反射発生までの時間（潜時）などを測定すれば、反射機能を評価できる。すなわち、頻度の減少や潜時の延長は、これらに対する反応が弱くなっていることを意味し、気道防御反射は抑制されていると判断できる。

スパイロメトリー

　小学校や中学校時代に肺活量測定を経験した人は多いと思われる。スポーツで体を鍛えると肺活量が増えることを経験した人も多いだろう。基本的には同じ器具を利用して肺活量以外の肺気量を測定することができ、これを肺気量分画測定（スパイロメトリー）と呼んでいる（図30）。

III. 呼吸機能検査　63

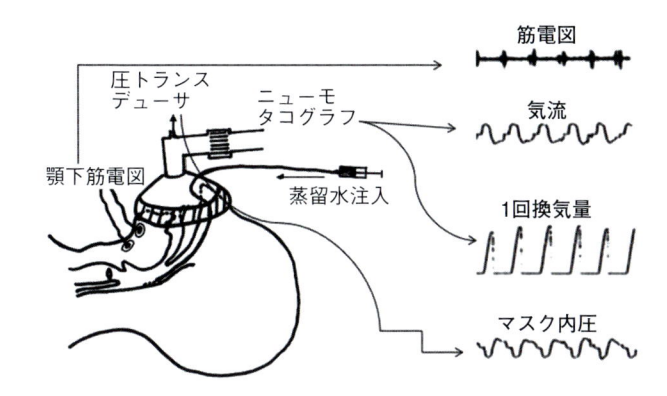

図29 嚥下反射機能のための記録測定装置

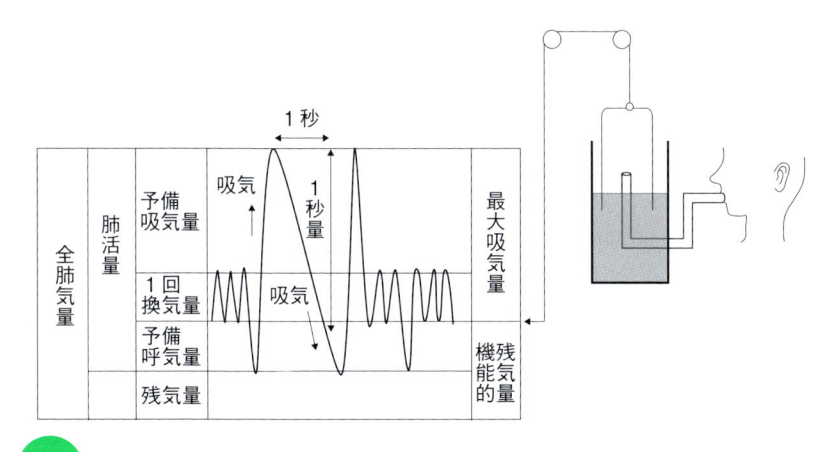

図30 肺機能検査のための肺気量分画測定

　それでは、どのような肺気量が測定できるのであろうか。まず、静かに息を意識しないで、安静時の1回ごとの肺気量を測定してみよう。これは"1回換気量"と呼ばれており、成人男子ならば500mℓ前後である。1回換気量と1分間の呼吸数の掛け算は分時あたりの換気量を意味しており、これを"分時換気量"と呼んでいる。通常、成人男子でこの値は4〜6ℓ/分である。

次に、息をできるだけ吐き出してみる。安静時の呼気の最後のところから、もうこれ以上は吐き出せないというところまでが"予備呼気量"と呼ばれる肺気量である。これは1*l*程度である。この時点でも肺はぺしゃんこになったわけではない。まだ"残気量"と呼ばれる部分が1*l*程度は残っているのである。

次に、思いっきり息を吸い込んでみる。安静時の吸気の最後のところから、これ以上吸えないというところまでを予備吸気量といっており、これは2、3*l*である。

次に、息を思いっきり吐き出してみる。最大に吸い込んだところから、最大に吐き出したところまでが肺活量に相当する。肺機能検査では1秒間でどれだけの息を吐き出せるかを測定することがある。これは1秒量と呼ばれる量であり、この1秒量と肺活量の比が1秒率と呼ばれる肺機能の指標である。1秒量や1秒率は喘息や慢性閉塞性肺疾患で典型的に低下するので、臨床上きわめて重要となる場合が多い。

フローボリューム曲線

1秒率の低下は閉塞性肺疾患で認められるが、より鋭敏な検査として気流–量（フローボリューム）曲線を測定することがある。努力肺活量を測定すると同じ要領で、気流速度は縦軸に換気量を横軸に同時記録することのできるX-Yレコーダーなどで測定する（図31）。

肺活量の吐き出しの初めは気流速度が0であるが、その後急速に上昇し、肺活量全体の20%くらいの量の息を吐き出した時点（肺活量80%くらい）でピークとなる。その後、曲線はなだらかに減少し、肺活量の2/3以下では呼出努力に影響されず、努力非依存性の状態となる。ピークフロー、V_{50}（肺活量の50%くらい）、V_{25}（肺活量の25%くらい）が指標として用いられることが多い。ピークフローの低下は中枢気道の閉塞を、V_{25}の低下は末梢気道

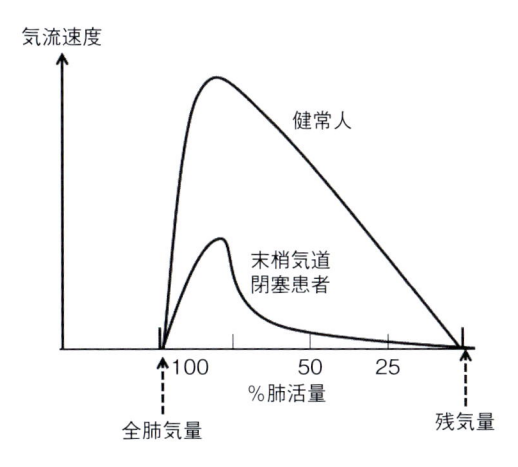

図31 フローボリューム曲線

の閉塞を表す。一般的に閉塞性肺疾患の場合、フローボリューム曲線は横軸に向かって凹の形状を示す。

肺拡散能

　肺胞でのガス交換において二酸化炭素（CO_2）は酸素（O_2）の20倍程度拡散しやすく、CO_2の拡散能力低下が臨床上問題となることはほとんどない。一方、酸素は肺胞上皮から毛細管内皮に至る肺胞毛細血管膜が肥厚すれば、容易に拡散障害を受けることになる。拡散障害の程度は肺胞内の酸素分圧と肺毛細血管における酸素分圧、酸素消費量が分かれば簡単に計算できる。しかし、肺毛細血管での酸素分圧を測定することは実際には無理である。そこで、赤血球中のヘモグロビンと結合する能力が酸素に比べて約200倍高い一酸化炭素（CO）を利用して、拡散能を検査する方法がある コラム16 。この検査では非常に少量の一酸化炭素を吸入し、10秒程度息を止めたあとに吐き出し、その後、一酸化炭素の呼気終末ガス濃度を測定する。拡散障害のない場合は、吸入した一酸化炭素はただちにヘモグロ

ビンと結び付き、肺胞内の一酸化炭素濃度は低い値となる。一方、拡散障害があれば一酸化炭素は血中に移行しないため、最初に吸入した肺胞一酸化炭素濃度が低下しないことになる。肺拡散は肺胞換気量やヘモグロビン量、年齢によっても影響を受ける。測定値は測定法によって異なるが、20 〜 30 ml/min/mmHg 程度である。

コラム16　ガスメディエータとしての一酸化炭素

　一酸化炭素といえば、普通の人は締め切った部屋でのストーブの不完全燃焼や、自動車排気ガスによる一酸化中毒を想像するだろう。しかし、一酸化炭素は中毒以外の分野でもたびたび出番のある重要なガスである。例えば、一酸化炭素は食品加工の分野で魚や肉の色を新鮮に見せるための目的で使用されていたこともある。これは、肉の中にあるミオグロビンが一酸化炭素と結合し鮮紅色となることを利用したものである。また、一酸化炭素は合成化学の分野で重要な原料として現在でも使用されている。さらに、最近では人体において組織血流を変化させたり、炎症を抑えたりする働きをするガスメディエータと呼ばれるガスが存在することが明らかになり、一酸化炭素もこのガスメディエータの一つとして脳や肝臓で生成されていることが明らかになった。一酸化炭素以外のガスメディエータには一酸化窒素や硫化水素などの公害物質として知られているものばかりが含まれている。なんとも不思議なことである。

参考文献

本田良行編．肺と心機能の基礎と臨床．（Ⅰ）肺機能編．東京：真興交易医書出版；1985．

Leblanc P, Ruff F, Milic-Emili J. Effects of age and body position on airway closure in man. J Appl Physiol 1970；28：448-51.

West JB. Respiratory physiology—The essentials. 5th ed. Baltimore：Wiilams & Wilkins；1995.

Hughs，JMB，Pride NB編．福地義之助監訳．肺機能検査—呼吸生理から臨床応用まで．東京：メディカル・サイエンス・インターナショナル；2001.

日本呼吸器学会肺生理専門委員会編集．呼吸機能検査ガイドライン―スパイロメトリー、フローボリューム曲線、肺拡散能力．東京：メディカルレビュー社；2004．

西野　卓編．For Professional Anesthesiologists 周術期の呼吸管理．東京：克誠堂出版；2007．

Ⅳ．息を始め、息を続けること

産声（うぶごえ）

　出産に伴って生じる産声は生命開始の第一歩と長い間信じられてきた。これは息をすることと生きることが同意語と長い間信じられてきたからにほかならない。現在、わが国の法律でも、人としての原則的な権利は胎児にはなく、出生後に発生するものである。それでは胎児は母体の子宮の中で呼吸をしていないのかというと、けっしてそんなことはない。息はしていなくとも胸郭が周期的に動く、呼吸運動様なものは胎児にも存在するのである。しかし、羊水の中に浮かんでいる胎児は空気から酸素を取り入れることはできない。空気中から酸素を取り入れる"息"をしていない代わりに、子宮内胎盤を介する臍帯の血液を通して、母体から酸素をもらい、母体側へ二酸化炭素を返しているのである。つまり、胎盤を介した呼吸が存在するのである。

　胎児は息をしていないため、肺を介さない循環が存在する。母体と胎児は胎盤を介して、1本の臍静脈と2本の臍動脈からなる臍帯でつながっている。臍静脈は胎盤を介して受け取った酸素と栄養成分が豊富な血液を全身に配るが、この場合、臍静脈の血液は胎児の肝臓を迂回して門脈から下大静脈へと連絡する静脈管を通って右心房に入る。その後、右心房から大部分の血液は卵円孔を通って左心房へと流れるが、一部の血液は、右心室から流れて肺動脈を通って送られる。胎児は肺呼吸をしていないので、血液は肺へはほとんど送られず動脈管を通って大動脈へと送られ、胎児の体内を循環した血液は総腸骨動脈から臍動脈を通って再び胎盤へと戻る（図32）。

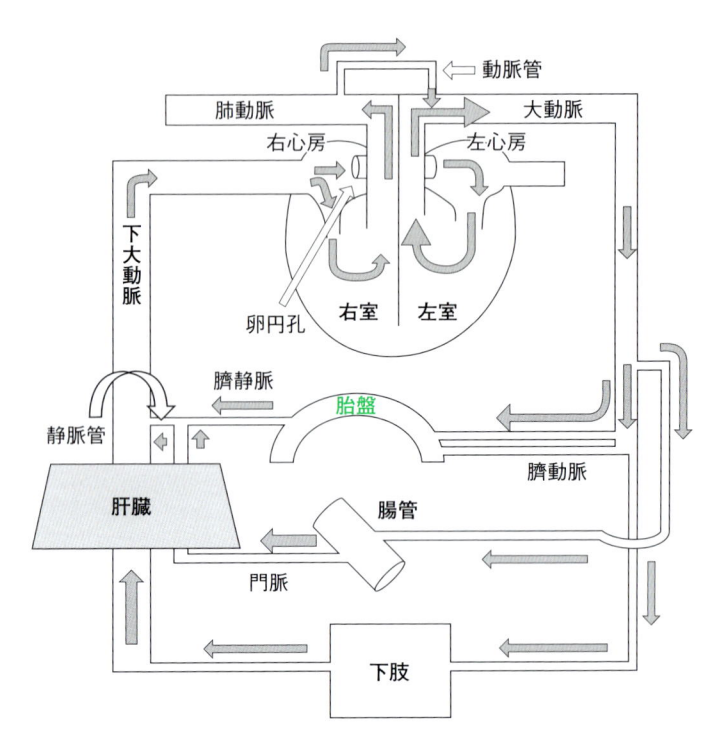

図32　胎児循環概略図

　さて、ここで出産と同時に肺呼吸の開始と胎児循環の停止という一大イベントが行われることになる。分娩時には胎盤からの血流が止まると胎児は一時的に酸素不足の状態に陥る コラム17 。この酸素不足を感知するのが、すでに化学受容器の項で述べた頸動脈小体と呼ばれている直径数ミリの臓器であり、動脈中の酸素分圧低下に反応し、脳に信号を送る結果、これが脳への刺激となって出生直後に肺呼吸が始まると考えられている。羊水で満たされた胎児の肺を膨らませるためには、しぼんだ風船を膨らませるときと同じように強い力を要し、呼吸筋が収縮することで最初に発生する圧は−30〜−60mmHgの陰圧になるといわれてる。この最初の陰圧で外気から肺に空気が入り込む吸気が発生すると、それに続いて起きる呼気

が発生する。この呼気が"産声"と呼ばれるものである。さらに、最初の吸気をより効果的にする仕組みがある。その中でもっとも重要なのが、すでに述べた肺表面活性物質（サーファクタント）と呼ばれる物質の存在である。この物質は胎児肺胞内に分泌され、出生後肺呼吸開始時の肺胞をスムーズに拡張させる働きを持つ。未熟児ではこのサーファクタントが不足していることがあり、しばしば呼吸窮迫症候群（respiratory distress syndrome：RDS）と呼ばれる病気が発生することがある。この病気は出生後にサーファクタント不足で肺胞が十分に開かず、無気肺、呼吸不全となり、治療が不十分な場合は死に至る。現在、RDSに対しては人工呼吸を用いた呼吸管理に加えて、人工肺サーファクタントを使用することが多い。

コラム17　　新生児遷延性肺高血圧

出生後に肺動脈拡張不全に伴う肺高血圧症が発生すると、動脈管や卵円孔を介する胎児循環は継続する。このため、静脈血が左心系に流れ込む右左シャントの状態となり、チアノーゼを呈する。このような病態は以前に胎児循環遺残症と呼ばれていたが、現在では"新生児遷延性肺高血圧"と呼ばれることが多い。原因はさまざまであるが、もっとも多いのは周産期の仮死または低酸素症あるいはアシドーシスに関与するものであり、特に先天性横隔膜ヘルニアや肺低形成が病因の場合は重篤な状態となる。このような機能的障害とは別に胎児循環が続く疾患には、動脈管開存症や卵円孔閉鎖不全と呼ばれる先天性心疾患が存在する。

未熟児無呼吸発作

一度始まった息は一生続くのが普通だが、新生児、特に未熟児ではしばしば止まってしまうことがある。これを"未熟児無呼吸"と呼んでいる。未熟児無呼吸の定義は、在胎期間37週未満で出生した無呼吸の原因となる

基礎疾患を持たない乳児における、20秒を超える呼吸休止、または20秒未満の気流中断と呼吸休止で徐脈（80拍/分未満）か、動脈血低酸素状態によって口腔粘膜や眼球結膜が紫色になる中心性チアノーゼ、もしくは85%未満の酸素飽和度を伴うものとされる。原因は、中枢神経系の未熟性（中枢性）または気道閉塞である。診断はマルチチャンネルの呼吸モニタリングによる。治療は、中枢性無呼吸に対しては呼吸刺激薬を用い、閉塞性無呼吸に対しては体位変換や頭部の位置を変えて気道閉塞が起きにくいポジションを見つける。予後は非常に良好で、ほとんどの新生児において無呼吸は在胎期間にして37週までに消失する。

　未熟児無呼吸にも、成人と同様に中枢性、閉塞性、またはその両方の場合があり、そのうち混合性無呼吸がもっとも多く見られる（後述："睡眠時無呼吸症候群" p.114参照）。中枢性無呼吸は呼吸調節中枢の未熟性によって生じる。つまり、延髄の呼吸中枢から呼吸筋に達する神経性インパルスが不十分なために、呼吸停止が起こる。低酸素血症は短期的には呼吸努力を促進させるが、数秒後には呼吸抑制へと転じる。閉塞性無呼吸は気流が遮られることで生じるが、首の屈曲（下咽頭軟部組織による妨害を引き起こす）、または鼻閉のいずれかによっても起こる。どのタイプの無呼吸も、遷延する場合は、低酸素血症、チアノーゼ、および徐脈を引き起こしうる。

成人の無呼吸発作

　成長した後でもヒトの呼吸はときどき停止することがある。お酒を飲んで酔っ払って眠った後に、急に寝息が止まったことを家人に指摘された経験がある人は多いと思われる。睡眠が呼吸に影響を与えることは昔から知られていた。例えば、眠りによって息が止まるため眠れなくなった若者の話が19世紀の小説には出てくる。これはオンディーンの呪いという話である。オンディーンは水の精霊（図33）で人間の若者と恋をするが、この若

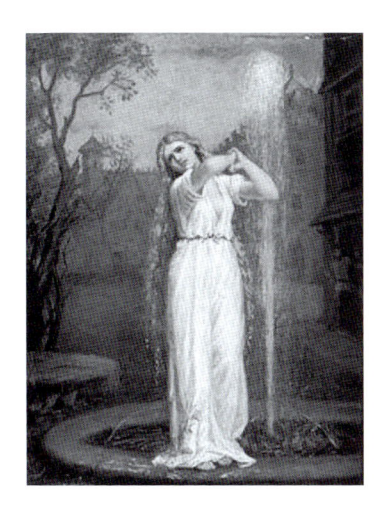

Ⅳ．息を始め、息を続けること　73

図33 絵画オンディーン
（ウィキペディアより、ファイル：John William Waterhouse-Undine.jpg）

者が浮気をしたためオンディーンがこの若者に"眠ると息が止まる"呪いをかけるという内容である。

　息が止まるには2つの大きな原因が考えられる。第一はソフトウエア、すなわち呼吸調節系の不具合である。例えば、脳幹部の自律神経中枢の発育不良や機能不全によって睡眠時に化学呼吸調節機能が失われる"先天性中枢性肺胞低換気症候群"と呼ばれている疾患がその典型例である。この疾患の発症には遺伝子レベルでの異常が背景にあり、中枢神経の自律神経細胞の発生に関与する転写因子遺伝子に変異があることが判明している。また、脳出血や脳梗塞、さらには重症な心不全を併発した患者で、小さな呼吸が徐々に大きくなり、その後徐々に小さくなって一時的には無呼吸となる周期的な呼吸変化を"チェーンストークス呼吸"と呼んでいるが、これも呼吸中枢の機能低下による化学呼吸調節系の不具合の一つである。呼吸中枢が正常でも、その指令が呼吸筋に伝わらなければ低換気となる。交通事故による頸椎損傷や横隔神経障害、また筋萎縮性側索硬化症などの神経筋疾患や、呼吸筋麻痺などがその例である。障害が脊髄までで、横隔神

経や横隔膜が十分機能する場合には電気的に横隔神経を刺激することで、自然に近い呼吸を維持する"横隔膜ペーシング"と呼ばれる治療法も存在する。

　息が止まる第二の原因は空気の通り道、すなわち気道と呼ばれる部位が機械的に閉塞することで発症することにある。この病態を持つ代表的疾患は"閉塞性無呼吸症候群"と呼ばれている（後述）。閉塞する部位でもっとも多いのが、軟口蓋と呼ばれる部位であり、肥満による脂肪組織の気道圧迫や小顎症などが閉塞を助長する因子である。なぜ眠っている間に気道が閉塞して息が止まるのであろうか。その大きな理由の一つは、そもそも上気道には閉塞しやすい性質があるからである。これは上気道、特に咽頭部は空気の通り道となる以外に嚥下という食物や飲み物の通り道でもあることと関連している。硬い管であれば空気の通り道としては便利で閉塞しにくいのは明確であるが、これでは嚥下運動などで食べ物や飲み物を食道へ送ることはできない。進化の過程で伸縮性に富んだ、すなわちコンプライアンスの高い閉塞しやすい上気道が形成されたのである。一方、上気道の易閉塞性は、前述した上気道筋群の呼吸律動性活動や反射性活動などの神経性調節によって拮抗されている（図34）。

　上気道保持に上気道筋群の呼吸律動性活動や反射性活動などの神経性調節を重視する考え方に対して、上気道開存には解剖学的要因がより重要であるとする考え方がある。この解剖学的要因の重要性は、閉塞性睡眠時無呼吸症候群患者の気道閉塞発生機序の研究の中でかなり明らかにされてきた。上気道の中でもっとも閉塞しやすいといわれている軟口蓋部では、気道周囲に舌や軟口蓋などの軟部組織が存在し、その軟部組織は下顎や頸椎などの固い組織で取り囲まれているという解剖学的特徴を持っている。睡眠などによって上気道拡大筋の活動が低下した場合、当然気道は狭くなるが、その程度は軟部組織が大きければ大きいほど、あるいは軟部組織を取り囲む硬い組織が小さければ小さいほど気道開存性は低くなる（図35）。

　肥満や軟部組織の浮腫が存在する場合は軟部組織量が増加し、その分、

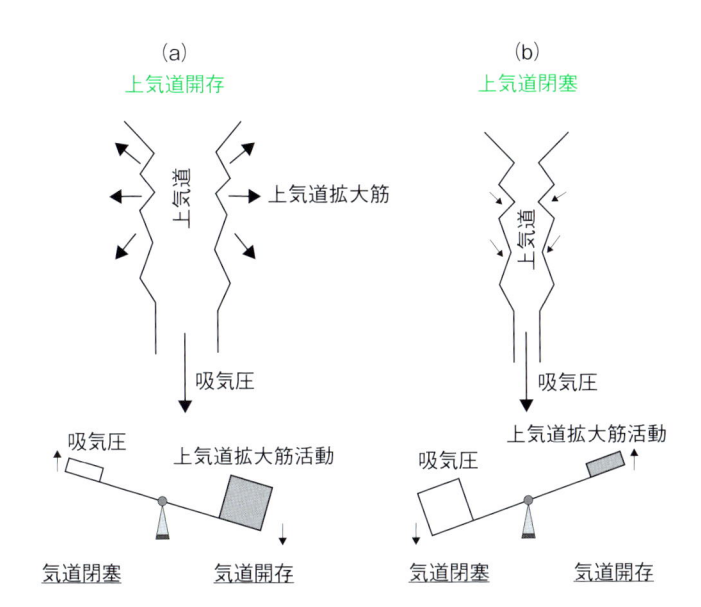

Ⅳ．息を始め、息を続けること　75

(a) 上気道開存　　(b) 上気道閉塞

図34　上気道における力のバランス

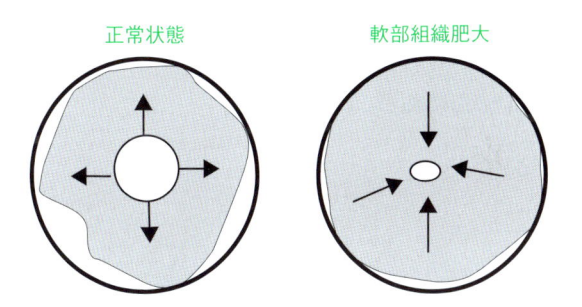

正常状態　　軟部組織肥大

図35　上気道における解剖学的要因

気道の開存性が低下する。言い換えれば、たとえ神経性調節の上気道保持作用が働いていても、成人では肥満や小顎症などの解剖学的要因が強い場合は睡眠時無呼吸は発生する。睡眠中の無呼吸は病気であるという考えに基づいて"睡眠時無呼吸症候群"という病気が定義された（後述：p.114）。

環境変化への適応

ヒトはただ静かに生きているだけではない。時には激しい運動をすることも、過酷な環境に置かれることもある。しかし、どんなに環境が変わったとしても、必要な酸素を取り入れ、二酸化炭素を排出する呼吸は続ける必要がある。しかも、体の内部環境はできるだけ一定に保たれる形になっている。内部環境が保たれなければ、体の細胞に重篤な障害が発生し、結局、生体は死に至る。

1. 運動適応

最初に運動に対する適応について考えてみる。運動時にはエネルギー代謝が高まる。骨格筋収縮のためのエネルギーはアデノシン三リン酸（ATP）と呼ばれる化学エネルギーである。実際には、ATPがアデノシン二リン酸（ADP）とリン酸に分解されるときに発生するエネルギーが筋収縮に利用される。このATPは筋肉中にはわずかしか含まれておらず、運動中には必要な分を常に再合成しなくてはならない。ATPをもっとも効率良く再合成するには有酸素代謝に頼らなければならないが、このためには換気と心拍出量を増大させ、大量の酸素を組織に送る必要がある。このような呼吸と循環を増加させる機序は、大脳の運動指令中枢からの出力が四肢筋肉と同時に呼吸運動中枢にも伝えられること、運動中に筋肉から放出されるカリウムイオンが末梢化学受容器を刺激すること、によると考えられている。運動能力はきわめて個人差が大きい能力である。例えばトレーニングをしている人と、していないヒトでは雲泥の差がある。トレーニングをしている人はしていない人に比べて運動時の換気量と心拍出量は明らかに大きく、運動中の乳酸の上昇率も低い。運動能力を示す指標として、最大酸素摂取量を測定する方法がある。これは運動のレベルを徐々に上げていき、限界

点まで達したところで1分間あたりどれだけ酸素を取り込む能力があるのかを調べる方法である。しかし、ここでいう運動能力とは、どちらかというとマラソンのような持続的な運動能力を指している。運動時のATPはわずかであるが、筋肉内に存在するクレアチンリン酸系から供給され、また解糖系の過程でも発生する。これらはいずれも酸素を必要としないが、きわめて短時間しかATPを供給できない。例えば、最大運動強度下ではクレアチンリン酸系では10秒間、解糖系でも1、2分間程度しかATPを供給できない。したがって、息を止めて全力で走ることはできるが、せいぜい1分程度しか持続できないことになる。トレーニングによる運動能力の上昇は一種の環境変化への適応ともいえる。運動負荷を徐々に増強していくと無酸素代謝が始まり乳酸が体内に溜まるようになる。この時点の運動強度のレベルのことを英語ではanaerobic threshold（AT）といい、日本語では無酸素性（嫌気性）代謝あるいは作業閾値といっており、酸素摂取量、血中乳酸量、心拍数などを指標として分析することが多い。具体的な指標として、血中乳酸濃度が1リットルの血液中2ミリモル（2mmol/l）に達した点を"乳酸性閾値"、4ミリモル（4mmol/l）に達した点を"血中乳酸蓄積開始点"と呼んでいる。乳酸性閾値は、有酸素によるATP供給に無酸素性ATP供給過程が加わることを意味している。つまり酸素を利用してATPを作り出していた過程が不十分となり、酸素を必要としない代謝過程からATP供給を受けなければならない状態になったことを意味し、無酸素（嫌気）性閾値と同意語と考えてよい。血中乳酸蓄積開始点は、有酸素的エネルギー供給機構の関与の上限を表す点であり、乳酸性閾値、血中乳酸蓄積開始点を測定すれば、容易にトレーニングの効果を調べることができる（図36）。運動能力が上がれば、乳酸値を閾値レベルまで持っていくにはかなりの運動負荷を必要とする。言い換えれば、筋肉が疲労するまで、相当の余力がついたことになる。

　それでは具体的にどのくらいの運動負荷で、この乳酸蓄積開始点に達す

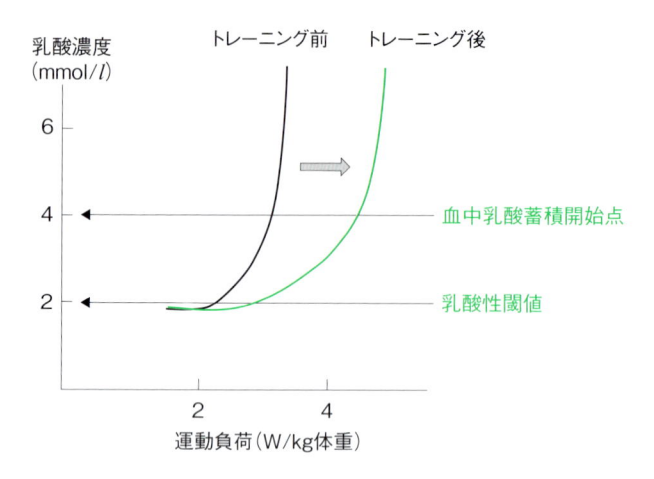

図36 運動能力に対するトレーニング効果

るのであろうか。健康成人が時速10km（10km/時）以下で1時間走っても、著しい乳酸値の上昇が見られないが、それ以上の速度で走ると乳酸値の上昇を認める。このことから、この10km/時という速度が無酸素性閾値の一つの目安になる。一方、マラソン選手のようなエリートランナーでは、その倍の20km/時の速度が無酸素性閾値となる。別の言い方をすれば、マラソン選手が20km/時の速度で2時間以上走り続けられるのは、その速度が無酸素性閾値以下であり、有酸素運動の範囲内で乳酸蓄積が起きないからといえる。ヒト以外のほかの動物ではどうかというと、競走馬では48km/時という速度が無酸素性閾値に相当する。これは普通の成人の4.8倍、エリートランナーの2.4倍の値に相当し、競走馬の運動能力は人と比べて、それだけ高いといえる。

2．高所適応

環境変化の中で、もっとも頻繁に話題になるのが高所適応である。事実、世界中で海抜3,000m以上の土地で生活をしている人は1,000万人以上いる

と考えられている。高所は環境の変化という点から見ると、かなり複雑な事柄を含んでいる。まず、高度が増すにつれ、気圧が下がる。同時に空気中の酸素濃度（20.9％）は変化しないので、酸素分圧が下がり、低酸素状態となる。また、気温が下がる。このような変化は高度が上がれば上がるほど大きくなり、過酷な環境になる。

　普段は平地に住む人が突然このような環境に置かれたならば、どのように適応していくのであろうか？

　この疑問は登山家の間では特に重大な問題として関心が持たれていた。地球上でもっとも過酷と思われる環境の科学的データは1953年のエヴェレスト登山隊によって最初に報告され、その後もいくつかの登山隊によって報告されている。これらの報告からはエヴェレスト頂上付近では気圧は平地のおよそ1/3（250 mmHg）、吸入酸素分圧は40 mmHg強、肺胞酸素分圧は30 mmHg弱、動脈血酸素分圧（Pa_{O_2}）、動脈血二酸化炭素分圧（Pa_{CO_2}）はそれぞれ23 mmHg、15 mmHgということになる。少なくとも酸素は平地の1/4となることは間違いない。このような環境に通常の健康人が置かれれば、2〜3分で意識がなくなるはずである。

　当然ながら、このような環境でも意識を保って活動するためには、高所に対する十分な適応が必要である。8,000 m以上の高山に登頂する場合には、4,000〜5,000 m程度の所で3週間程度の高所順化活動が必要とされている。高所順化をしても、すべての人が8,000 m級の山の頂上に立つことができるわけではない。これは低酸素の問題だけではなく、気温の問題、湿度の低い乾いた環境下での運動が及ぼす体水分量減少の問題、空気の層が薄いことによる日射・紫外線・宇宙線の問題、登山運動に伴う全身の筋疲労の問題などがある。1978年以前に得られた科学的データから、エヴェレスト登山は酸素吸入なしでは不可能というのが長い間の常識であった。しかし、登山家メスナー（超人メスナーともいわれている：図37）は、1978年に無酸素登頂を成し遂げ、あっさりと常識を覆した。

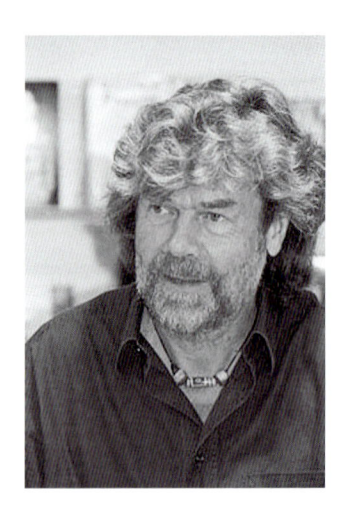

図37 ラインホルト・メスナー像
（ウィキペディアより、ファイル：Reinhold Messner in Koeln 2009.jpg）

　それでも無酸素で登頂ができるのはごくわずかな選ばれた登山家だけで、数％しかいないといわれている。血液の酸素レベルは、肺胞での酸素レベルと二酸化炭素レベルの両方に影響を受けるが、無酸素での登頂の場合、血液中での酸素レベルを保とうとすると、肺胞二酸化炭素分圧レベルを下げ、その分だけ代わりに酸素分圧を上げることしかない。このためには呼吸筋を最大に使用して、1分間に150l以上の呼吸を続ける必要がある。これを長い間続けることができる人は、やはり超人なのであろう。

　最近、三浦雄一郎さんが80歳でエヴェレスト登頂を果たした快挙が報じられた。これは無酸素登頂ではなかったが、加齢による心肺能力や筋力の低下を考慮すると、常識を覆したメスナーの無酸素登頂に匹敵する超人的な偉業といえる。

3．低酸素環境

　高山への登山で高所順化が必要なことは前述したが、平地に住む人の高所順化でもっとも顕著な変化は換気亢進である。この換気亢進は、末梢化

学受容器の活動増大が関与していると考えられている。4,000m級に2週間も滞在すると、下山後の数日間はこの換気亢進が持続するといわれている。高所順応における換気亢進は、血液中の二酸化炭素レベルを減少させ、酸素レベルを上昇させ、低酸素状態を最小限にとどめようとする役割を果たしていると考えられている。実際問題として、高所順化が上手くいかなかった人は高山への登頂ができないのである。登山はスポーツであったり、冒険であったりするが、高所への滞在は一時的なものである。

一方、4,000mの高所で生まれ、育ち、一生を送る人々も世界には多く存在する。このような高地で一生生活する人々は、慢性の低酸素状態に置かれているわけであるが、普段平地に住んでいる登山家たちとは違い、低酸素による換気亢進は認められない。先天性心疾患を持った患者の中には、高地居住民と同様に、生まれながらに低酸素状態に置かれている人がいる。このような患者では、高地居住民と同様に低酸素による換気亢進は認められず、慢性の低酸素状態では換気亢進過程が働かないことが示唆される。それでは、これらの心疾患患者が後に手術を受けて、低酸素状態から解放されるとどうなるのであろうか。不思議なことに、通常、このような患者が手術後に正常酸素状態になると、換気応答は正常人とほぼ同等となると報告されている。

4. 高圧環境

高所が低圧環境となる一方、地下あるいは水中は生体にとって高圧環境となる。従来より、鉱山、トンネル、潜水など通常の1気圧より高い環境状態で作業に従事する人はいたが、最近の海底資源の開発や水中スポーツの普及により、高圧環境下での医学研究は重要なテーマとなりつつある。潜水による高圧環境下では、水深に比例して大きくなる圧力が生理学的に重大な変化をもたらす。一般的に、水深が10m深くなれば1気圧増すことになる。仮に90mの潜水をすれば、その環境での圧力は10気圧というこ

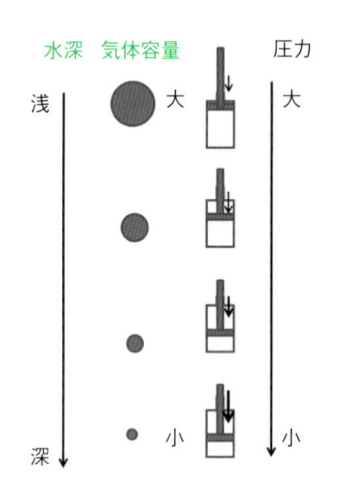

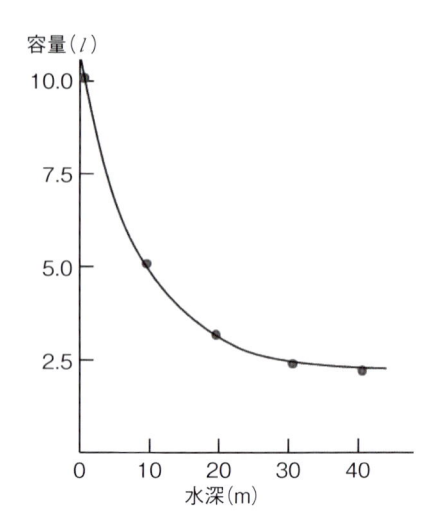

図38　水深変化と気体容量変化

とになる。ボイル・シャルルの物理学的法則で、気体の容積は、温度が一定ならば、加えられた圧力に反比例することから、このような環境下での気体の容積は1/10になる。ヒトの肺の容積も1気圧下の1/10になる。

　一般のダイバーは40m程度の深さまでしか潜らないが、この場合、気体の容積がどの程度変化するかを具体例を挙げて見てみよう。潜る前の10lの気体は10m潜った所で半分の5lになり、20m潜ると3.3l、30m潜水では2.5l、40m潜水で2lになる（図38）。このことより、最初の10mでの容量変化がもっとも大きいことが理解できるだろう。血液中に微小な気体が存在すると仮定した場合、その気体は浮上とともに容量を増すが、特に最後の10mで急速に膨張するわけである。

　ヒトでも潜水時には、イルカやクジラなどの哺乳類と同様に、徐脈が発生し、脳や心臓などの重要臓器に血流が集中する、いわゆる潜水反射が見られるが、イルカやクジラとは違い、ヒトの筋肉内のミオグロビン量は少なく、長時間の潜水は無理である。したがって、ヒトが長時間潜水する場

合には、小さくなった肺を通して酸素を取り入れ、二酸化炭素を排出することが必要となる。

　レジャーが中心のスキューバダイビングでは、通常空気ボンベを使用して長時間潜水を行なうが、潜水可能水深度は40m程度である。一方、テクニカルダイビングと呼ばれる潜水では、100m程度が限界と考えられている。さらに息こらえをしたまま潜水する方法はフリーダイビングと呼ばれ、世界記録では100mを超える。空気ボンベを使った潜水では、水深が深くなるに従って吸い込んだ空気中の窒素が徐々に体内に拡散していく。身体内に拡散した窒素は、中枢神経に影響を与えて、窒素麻痺と呼ばれるアルコールに酔ったような現象を引き起こす。また、深深度から急激に浮上すると、窒素は体内で気泡となる。気泡を作らないためには、減圧速度（浮上速度）が非常に重要であり、多量の窒素が溶解していても、浮上速度が十分に遅ければ窒素の気泡化は起こらず、大きな問題は発生しない。また、気泡発生がごくわずかであれば、その気泡は、静脈系に集まり、心臓を通過して肺まで運ばれ、呼気として排泄されてしまう。しかし、気泡がたとえ微量であっても、身体内のどこかにとどまってしまうと"減圧症"と呼ばれる病態が発症する。減圧症の治療は、高圧酸素装置によっていったん高い気圧環境に戻し、気泡になっているガスを体液中に溶かし、その後徐々に減圧を図ることで行う（図39）。

　減圧症は、以前より潜水病あるいは潜函病と呼ばれている病気とほぼ同じ意味を持つと考えて間違いはないが、潜水病や潜函病は減圧症を含むすべての潜水に伴う多くの障害を指し、少し広い意味で使われることが多い。例えば、潜水病には高圧環境による窒素の中枢抑制作用（潜水50m前後から出現）や、酸素中毒も含まれる。酸素中毒とは過剰な酸素が、生体の解毒機能を超えて有害な作用を及ぼした状態を指し、障害機序は酸素由来の"活性酸素"と呼ばれるフリーラジカルによる細胞障害が想定されている。障害の主な標的臓器は中枢神経系と肺である。潜水中に呼吸するガスに含ま

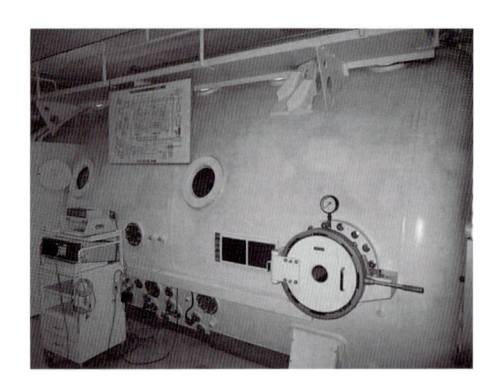

図39 高圧酸素装置

れる酸素の分圧が2気圧程度を超えると、全身の激しい痙攣などを発症し、最悪の場合は死亡する。空気ボンベを使用した潜水では、約130mでこのレベルになる。純酸素（100％）を吸入したまま、10m以上の潜水をすれば同様のことが起こる。一般的に、圧縮空気を使用した潜水は60mくらいまでが安全といわれている。

参考文献

佐藤二郎編．呼吸のバイオロジー―なぜ呼吸はとめられるか―．東京：メディカル・サイエンス・インターナショナル；2004．

増山　茂．高所環境とその影響―高所登山のためのテキスト．文部省登山研修書編．1996．

Pelizzari U．早川伸久監訳．アプネア―海に融けるとき．東京：にじゅうに；1996．

日本臨床高気圧酸素・潜水医学会監修．高気圧酸素治療装置操作技師認定委員会編．臨床工学技師のための高気圧酸素治療入門（改訂版）．東京：へるす出版；2013．

Ⅴ．呼吸器系に発生する症状

胸　　痛

　胸痛にはさまざまな原因があり、胸痛が呼吸器系から発生するとはかぎらない。むしろ、心筋梗塞や狭心症、あるいは大動脈解離など血管系から発生することのほうが頻度としては多く、重篤である場合が多い。呼吸器疾患で胸痛を訴える疾患には、(1) 急性気管支炎（いわゆる風邪）、(2) 自然気胸、(3) 肺炎、胸膜炎、(4) 肺梗塞、(5) 肋骨骨折、(6) 肋間神経損傷がある。胸痛が発生するには、痛み（侵害）受容器という神経末端にある組織が刺激され、末梢神経を介して脳にその刺激が伝えられるという過程が存在する（図40）。

　痛みを感じる受容器は、胸郭の筋肉や骨、胸膜に多く存在するため、上記した疾患はこれらの痛み受容器を何らかの形で刺激するものと考えられる。代表的な痛み受容器にはＣ線維受容器とＡδ（エーデルタ）受容器があり、前者は疼くような痛みを、後者は鋭い痛みをそれぞれ無髄神経、有髄神経を介して脊髄後角に伝えると考えられている コラム18 。

　この末梢組織から脊髄後角までの痛みの情報は一次ニューロンによって伝えられる。痛みの情報は脊髄後角でニューロンを変え、大部分は反対側の脊髄を上行して視床に至る。この脊髄から視床に至る二次ニューロンの経路は脊髄視床路と呼ばれている。さらに、痛みの情報は視床でニューロンを新しいものに変え、視床-大脳皮質の三次ニューロンを介して大脳皮質に伝えられることになる。

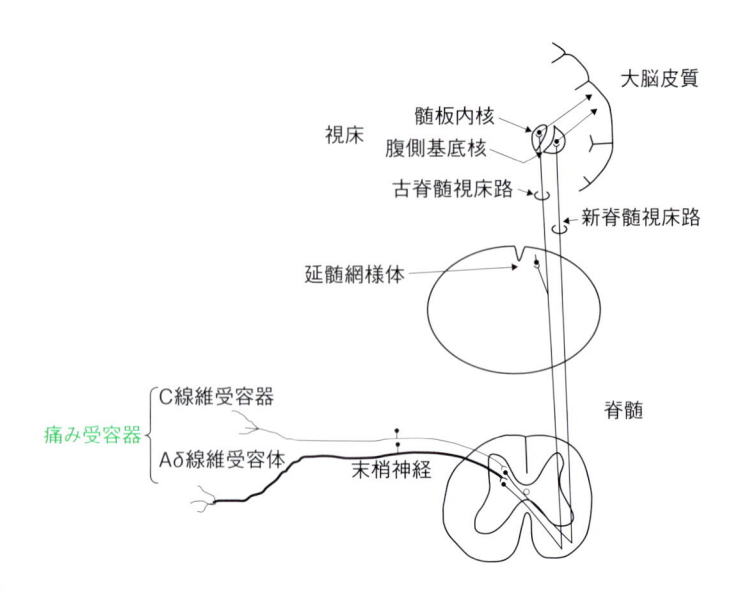

図40 痛み感覚の伝導路

　肺自体には痛みの神経はないので、肺そのものに病気があっても胸膜に病気が及ばなければ、痛みは生じない。したがって、初期の肺がんで痛みを伴うことはきわめてまれな現象といえるが、肺がんが胸膜まで浸潤すれば当然痛みを伴うことになる。肺炎の場合も、炎症で咳は発生するが、激しい咳で筋疲労や筋損傷が起きないかぎり痛みは発生しない。しかし、炎症が胸膜まで及べば痛みが出現することになる。

　長引く胸痛の原因として"帯状疱疹"がある。帯状疱疹は肋間神経にヘルペスウィルスが住み着き、神経を損傷することで強烈な痛みを発生させるようになる。この痛みはウィルス感染が治まった後にも長期に持続することがあり、"帯状疱疹後痛"といわれている。外傷や手術などによって肋間神経が損傷されると、同様に長期に痛みが持続する場合がある。

> **コラム 18**　　　　　　　　　　　　　　　　　　　　　先天性無痛無汗症
>
> 　痛みはその不快の大きさから恐れられ、忌み嫌われる感覚である。一方、痛みという症状は、病気の存在を知らせる意味で重要な役割を果たしている。しかし、痛みがこの重要な役割を果たせない病気がある。きわめてまれな疾患であるが、"先天性無痛無汗症"と呼ばれる疾患である。この疾患は先天性感覚異常を呈し、全身性の痛覚障害、温度覚障害、無汗症および知能障害を主徴としている。基本病態として、Aδ線維およびC線維が選択的に欠損あるいは減少している。この疾患の子ども達は、痛みや熱さ、冷たさが分からず、けが・骨折・やけど・骨髄炎などを繰り返すことが多く、また体温調節ができないため、熱中症や低体温症になりやすい。

気道違和感

　気道には粘膜があり、その粘膜内および粘膜下には脳神経の末端がある。この神経末端には受容器と呼ばれる特殊な構造があり、刺激の種類に応じた信号を脳に送って、特殊な感覚や反射を作り出している。例えば、刺激性の強いガスを吸入したとすると、イリタント受容器と呼ばれる受容器が興奮して、咳をしたい感覚が発生し、やがて咳が発生する。このような普段は感じない異常な感覚は"気道違和感"と呼ばれ、刺激の種類や強さによって興奮する受容器も異なると同時に、その違和感も異なる。また、刺激によっては反射を誘発する場合もあるが、感覚だけで終わる場合もある。

動　悸

　動悸とは、日ごろ自覚することのない心臓の拍動を自覚し、不快に感じることである。その原因はさまざまであり、心臓の動きを伝える脈の乱れ、

すなわち脈が速くなったり、遅くなったりする脈拍の乱れ（不整脈）が原因であることが多い。しかし、動悸は心臓病以外でも発生し、過労状態、高熱時、貧血、低血糖、甲状腺ホルモンが多いとき、肺の病気、薬の副作用、心因性などでも起こる。動悸を伴う呼吸器系の病気の中で代表的なものに動悸に加えて発汗、手足のしびれなども起こる"過換気症候群"という病気がある。これは多くの場合、過度に緊張したり不安になったりすると、呼吸が速くなり、息を吸いすぎて、呼吸困難状態になることが原因である コラム19 。

コラム19　過換気症候群の治療

　過換気症候群の簡単な治療法として、口と鼻を紙袋で覆い、紙袋の中の空気を吸ったり吐いたりすることを続ける方法がある。この方法は"再呼吸法"あるいは"ペーパーバック法"と呼ばれている。本法は、それなりの効果は認められるが、バックの容量が小さければ中に含まれている酸素の量も少なく、長い間、繰り返し再呼吸を続けている間に酸素不足になる可能性があり、現在ではむしろ危険な方法と考えられるようになっている。酸素濃度の高い空気を再呼吸するならば、なんら問題はない。不安が強く、パニック状態が重度であれば、抗不安薬や鎮静薬が必要となる。

咳

　咳は咳嗽（がいそう）ともいい、医学的には先立つ吸気活動を伴う爆発的な呼気活動と定義されている。咳を詳しく分析すると、爆発的呼気の前に見られる大きな吸気は、横隔膜を中心とした吸気筋活動の結果生じる。その後、喉頭筋の働きで気道が一時的に閉塞し、同時に肋間筋や腹筋などの呼気筋が活動を増し、空気を吐き出そうとする力が発生し、胸腔内圧の

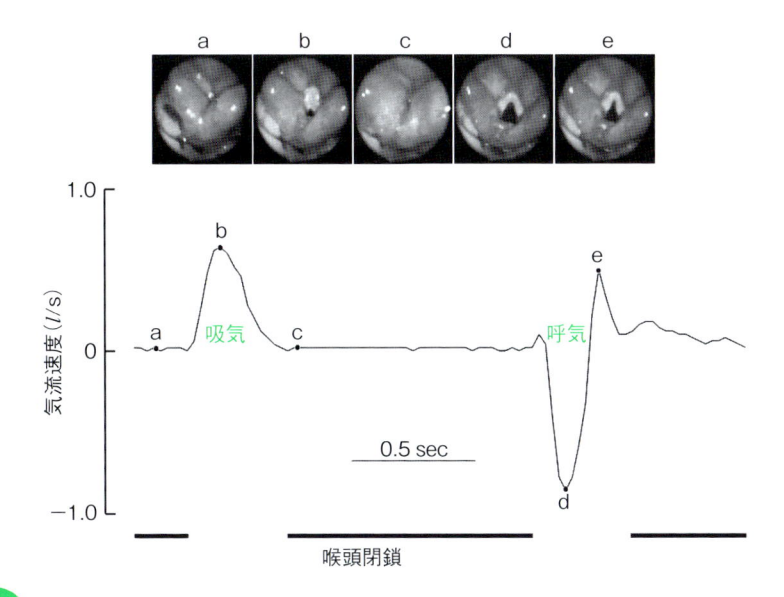

図41 咳発生時の気流変化と喉頭内視鏡所見

著しい上昇が起きる。その後、同時に喉頭を閉鎖していた筋肉活動が急速に低下すると、爆発的な呼気が開始し（図41）、場合によっては流速200メートル/秒以上になる。

　このような爆発的な呼気運動は、気道内の異物や分泌物を排除するにはきわめて効果的で、肺を守るという意味では基本的な防御機能である。咳は通常、反射の形で発生するが、気道内の粘膜内や粘膜下にある迷走神経支配の侵害受容器や咳受容器が刺激されて誘発される。具体的な例を挙げると、食事中に急にむせて咳をすることがあるが、これは咀嚼した食べ物を飲み込む際に食べ物の一部が喉頭内に侵入し、粘膜下の侵害（イリタント）受容器を刺激し、その情報が迷走神経を介して脳内の咳中枢に伝えられて咳が発生するという反射効果である。1回の咳嗽で2 kcal（≒8.4 kJ）のエネルギーを消費するといわれ、咳嗽が続くとエネルギーを著しく消耗する コラム20 。したがって、長期に続く咳は患者にとって体力を消耗し、

栄養状態に注意を払う必要がある。このような場合、咳はむしろ有害となり、治療の対象となる。

コラム20　　　　　　　　　　　　　　　　　　　　　　　咳失神

　激しく咳き込んでいるうちに、10秒くらいの短時間の意識喪失が発生することがあり、これを"咳失神"と呼んでいる。そのメカニズムは不明であるが、激しい咳に伴う胸腔内圧や腹腔内圧の上昇が心臓に戻る血液量を減少（静脈還流減少）させ、その結果、心拍出量が減少し脳虚血が起きるという説や、副交感神経である迷走神経の反射が発生し、血管拡張と徐脈をもたらし、一時的な脳虚血が発生するという説もある。咳失神は基礎疾患に慢性閉塞性肺疾患（COPD）や喘息があり、これらの疾患で持続的な激しい咳発作が生じた場合、その直後に見られることが多い。

くしゃみ

　くしゃみは、咳と同様の気道反射である。しかし、くしゃみの場合は、鼻粘膜に物理的な軽い刺激が加えられたとき、あるいは刺激物質（例えば、コショウ）の吸引時、アレルギー反応時などに反射が出現する。鼻粘膜に加えられた刺激は、三叉神経を介して中枢に伝えられ、遠心性インパルスが各種神経を通って呼吸筋（横隔筋、肋間筋など）、喉頭筋、顔面筋へと伝わる。くしゃみが起こる過程は、咳と同様である。アレルギー反応の場合は、アレルゲンの吸入により肥満細胞からヒスタミンなどが分泌され、それが鼻粘膜における知覚神経である三叉神経終末にあるヒスタミン受容体（H_1受容体）と結合して鼻粘膜を刺激する。

しゃっくり

　しゃっくり（吃逆）は、横隔膜の痙攣収縮と上気道閉塞が同時に、かつ繰り返し発生する現象で、ミオクローヌスと呼ばれる筋肉の素早い不随意収縮の一種と考えられている。発生の機序には不明な点が多く、正常人でも飲食時や会話時に突然発生することがある。また、横隔膜下の炎症や腎臓病などの局所病変が原因となって発生する場合や、脳腫瘍が原因で発生する場合もある。

　しゃっくりは通常、自然に止まり、大きな問題となることはないが、長期間持続する場合、さまざまな意味で健康に害を及ぼすようになる。しゃっくりの治療法は、100種類以上あるといわれている。これを逆に見れば、決定的な有効な治療法はないということになる。一般的に行われている方法は、一気に水を飲む、息を止める、喉の奥を刺激するなどであるが、鍼灸治療や薬物治療が行われることもある。

血痰・喀血

　気管や気管支粘膜の損傷など気道由来の出血で、痰に血の混じったものを"血痰"といい、2〜5ml以上の血液成分のみを喀出する場合を"喀血"と呼んでいる。血痰・喀血の原因は気道粘膜の炎症から腫瘍までさまざまである。以前は喀血といえば、肺結核を想像したが、現在では気管支拡張症や肺がんなどが原因であるほうが多い。血痰・喀血の診断は吐血との鑑別が重要であり、気管支鏡検査や胃内視鏡検査が必要になることもある。血痰に対しては特別の対処はないが、大量の喀血に対しては窒息による死亡の可能性があるため、救急処置が必要となる場合がある。

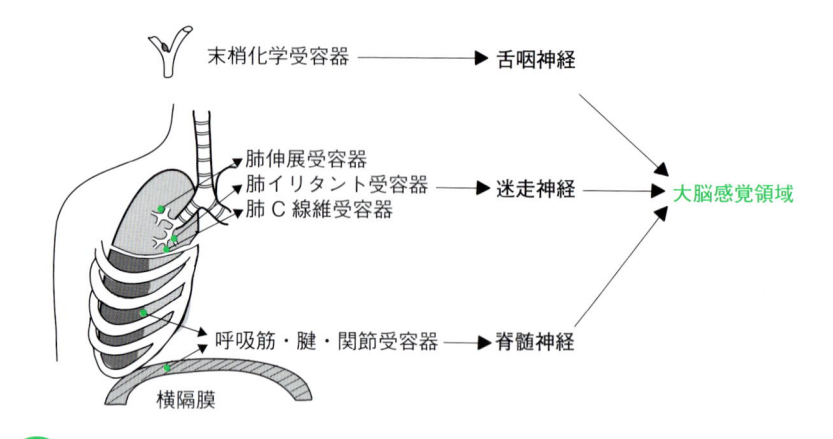

図42 末梢感覚受容器で発生する呼吸困難情報の中枢への伝達

呼吸困難

　呼吸困難あるいは呼吸困難感は不快な呼吸感覚であり、また病的な呼吸困難感はその背景にある病気の臨床症状の一つである。例えば、呼吸困難感が主訴である患者で、気道を閉塞するような増大した肺がんが見つかることもある。しかし、呼吸困難感は正常人でも激しい運動時には発生し、病的状態でのみ発生するわけではない コラム21 。

　呼吸困難を一つの感覚としてとらえた場合、他の感覚と同様に外的刺激が感覚受容器→求心性神経路→大脳皮質の特定領域という経路で伝えられ、呼吸困難感という特異的な感覚が発生するものと考えられる（図42）。しかし、呼吸困難発生機序については、未解決の部分がきわめて多い。例えば、もともと感覚受容器である末梢化学受容器や気道受容器が呼吸困難発生に関与するという想定がなされているが、血液ガス値が異常でも呼吸困難を訴えない患者は多数存在するし、気道受容器の主な求心路である迷走神経が遮断された肺移植患者でも呼吸困難は発生する。

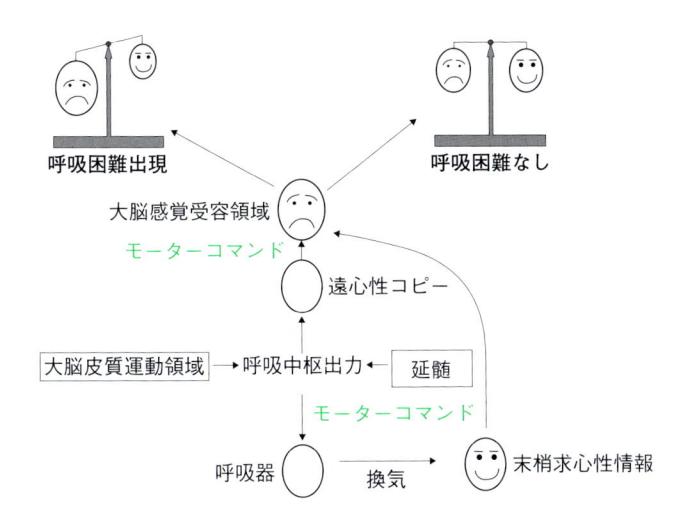

図43 モーターコマンドと呼吸困難発生機序

　近年、呼吸困難感は呼吸の努力感を反映するとの仮説（モーターコマンド説）が提唱され、呼吸中枢からの出力、すなわちモーターコマンドを感受する機構が中枢感覚内に存在することが示唆されている。そこでこれらをまとめてみると、呼吸困難が発生するには大脳の感覚領域にまず末梢からの情報が入ってくることが第一である。例えば、低酸素刺激が末梢化学受容器を刺激しているという情報である。大脳の感覚領域には同時に呼吸中枢からの出力、すなわちモーターコマンドをコピーした情報も入ってくる。呼吸中枢は低酸素による化学刺激で亢進しているので、正常よりもかなり大きな出力情報が入ってきているはずである。同時に、増大した換気によって胸郭や肺の動きの情報も大脳感覚領域には届いているはずである。大脳感覚領域では、これらの末梢からの情報と呼吸中枢からの情報を天秤にかけ、このバランスが釣り合っているかどうかを判断する（図43）。当然ながら、バランスが取れていれば呼吸困難は発生せず、バランスが取れない場合には呼吸困難が出現する。
　呼吸困難感は単一の感覚ではなく、少なくとも3つ以上の質的に異なる

感覚が存在する。これらのうち代表的なものは"空気飢餓感（air hunger）""力・仕事感（force/work）""胸部狭窄感（chest constriction）"である。これらの異なる感覚の発生は、刺激される感覚受容器の違いに由来する可能性が示唆されている コラム22 。

　呼吸困難のもっとも重要な臨床的意義は、生体への警戒警報的役目である。呼吸困難感が発生しないために死亡する事故は決してまれではない。例えば、激しいスポーツを好んで楽しむ人の中には、低酸素応答が低く、低酸素状態でも換気はあまり増えず呼吸困難も発生しない人がいる。このような人はスポーツ中に発生した低酸素に気づかず、突然心停止状態になる可能性がある。一方、慢性閉塞性肺疾患（COPD）や末期がん患者に発生する呼吸困難感はもっとも治療が難しい症状であり、その症状を緩和することが最大の目的となる場合も多い。呼吸困難をコントロールするためには、発生機序に基づいた治療がもっとも効果的である。

コラム21　　　　　　　　　　　　　　　　　　　呼吸困難と疼痛の共通性

　呼吸困難の感覚が大脳のどの部分で感じられているかの研究は、最近の画像診断の技術進歩によって、かなり明らかにされてきた。これらの新技術を応用した研究から、呼吸困難感は帯状回（gyrus cinguli）、島（insula）など情動に関連した大脳部位で発生する可能性が示唆されている。また、呼吸困難感は単一の感覚ではなく、発生機序が異なれば質の異なる呼吸困難感が発生することが明らかになってきた。これは疼痛と類似している。さらに、近年の研究結果から、呼吸困難と疼痛には共通の神経路が存在し、両者には相互作用も存在することが明らかにされた。これらを総合すると、呼吸困難は疼痛と同様に、生体内の異常を知らせる警報的役割を果たしているものと想定される。

コラム22　　　　　　　　　　　　　　　　　　　　呼吸困難感の質の違い

　息が苦しいといっても、どう苦しいかをはっきりさせなければ、原因や治療には結びつかない。誰でも理解できる息苦しさの代表は、英語でair hungerと呼ばれ、日本語では"空気飢餓"感と訳されている呼吸困難感である。この呼吸困難感は、息こらえをすると徐々に高まってくる苦しさであり、誰でも体験できる。次に"力・仕事感"であるが、これは、密閉性の強いマスク（N95マスク：後述）を装着したり、鼻づまりがある状態で鼻呼吸を続けていたりすると発生する呼吸困難感である。息をするのにどうにも努力が必要だという感覚である。もう一つの"胸部狭窄感"であるが、これは喘息患者が軽い発作時に感じる呼吸困難感である。健康人ではメサコリンという気道平滑筋を収縮する薬物を吸入すれば経験できる感覚である。臨床ではこれらの苦しさを言葉で表現させ、患者の呼吸困難感がどれに属するかを同定し、これを足掛かりに呼吸困難の治療に結びつけようとする努力が最近ようやく始まった。

喘　　鳴

　喘鳴とは、狭い気道を通る空気によって作られる雑音を指す。気道の一部狭窄、閉塞、分泌物亢進がその原因と考えられており、その原因によってヒューヒュー、ゼイゼイ、ゼロゼロなど音が異なってくる。喘鳴は、呼吸困難の兆候であるという点で医学的に重要な症状である。喘鳴がもっとも顕著になるのは吸気時であるが、吸気時と呼気時の両方で起こることもある。喘鳴を発生させる病気は数多く、喘息、気管支炎、気管支拡張症など気道に影響を与える病気が中心となる。子どもの場合、呼吸器系の感染症にかかると、息切れの前兆として喘鳴が起こることがある。

　また、臨終に近い死期にしばしば認められるものに死前喘鳴と呼ばれる喘鳴がある。死前喘鳴は終末期がん患者の40〜70%に生じるものである。

ほとんどの場合、この状態の患者には意識がなく、生理学的見地からは患者が苦痛を感じているとは考えられない。しかし、これに遭遇した家族は、苦しそうに見える患者を目の前にして、もっとも心を痛める症状の一つである。

鼾（いびき）

鼾は狭くなった上気道に空気が流れたときに、上気道が振動して鼻や口から出る雑音である。上気道が狭くなる原因はさまざまであるが、上気道保持の神経性調節機構の機能低下や扁桃腺や舌の肥大など解剖学的要因、さらにはアレルギー性炎症などによる上気道粘膜浮腫などが考えられる。鼾は自分で自覚することは少なく、他人から指摘されて初めて認識することが多い。一時的な疲れやアルコール摂取 コラム23 などが原因となることが多いが、睡眠時無呼吸症候群などが合併することもある。鼾は圧倒的に男性で認められる。一方、閉経期以後の女性では鼾を認めるが、若い女性が鼾をかくことはきわめてまれである。これには、女性ホルモン（エストロゲン）が関係しているという考えがある。

コラム23　　　　　　　　　　　　　　　　　　　　いびきとアルコール

普段は全く"いびき"をかかない人や、さほど気にならない程度といった人であっても、アルコール類を飲んだ日の夜には、いびきの症状がひどくなる経験があるだろう。もっとも、いびきの存在は自分では分からず、家族に指摘されて初めて認識するものである。アルコールの飲酒が何故いびきの原因なるかについては、アルコールによる筋肉の弛緩作用によって発生すると考えると理解しやすい。この場合、昼間の仕事中には舌や咽頭といった部分の筋肉は緊張性に、また呼吸リズムに一致して収縮しているが、この両方の収縮がアルコールによって抑制されることになる。睡眠によっても同様の抑制が起きるが、アルコール飲酒後の睡

眠はそれをさらに増長することになる。上気道筋の収縮が抑制されれば、上気道（鼻から咽頭までの空気の通り道）が狭くなるために、いびきが生じやすくなるというわけである。さらに、鼻粘膜の血流が増加し、鼻気道の抵抗が上昇し、口呼吸になることも、いびきを増長すると考えられている。

嗄　声

　声のかすれを"嗄声（させい）"といい、声の音質の異常を意味している。嗄声は声帯に異常が起きると、声帯の振動が影響を受けて出現するが、原因はさまざまである。かぜなどに伴う急性や慢性の喉頭炎、声の使い過ぎによる声帯ポリープ、ポリープ様声帯、声帯結節、さらには披裂軟骨脱臼や喉頭がんや声帯乳頭腫などの腫瘍によっても嗄声は発生する。また、声帯は正常でも迷走神経の枝である反回神経の麻痺によっても発生し、その原因として甲状腺がん、肺がん、下咽頭がん、食道がん、胸部大動脈瘤が関与することもある。これらは反回神経が甲状腺、肺、咽頭、食道、大動脈の近辺に位置するという解剖学的理由により、病変が拡大すれば、反回神経を巻き込むことになるからである コラム24 。それ以外では、心因性失声、甲状腺機能低下症、逆流性食道炎、咽喉頭酸逆流症、加齢現象、声帯溝症などが嗄声の原因になる。診断は、耳鼻咽喉科で喉頭鏡や内視鏡を用いて声帯やその周囲を直接見るところから始まる。

コラム24　　　　　　　　　　　　　　　　反回神経の損傷
　反回神経は脳幹部と内臓を結ぶ迷走神経の枝で、名前のとおり、胸部から頸部に反回（Uターン）する不思議な神経である。この神経は右と左に1本ずつ計2本あるが、左右非対称である。すなわち、右は鎖骨下動脈、左は大動脈弓を前方か

ら後方を回って、気管と食道の間の溝を上行し、喉頭に至っている。この神経は、声帯の動きを調節して声を出したり、息をしたり、飲み込んだりする日常生活上欠かせない働きを担っている。一方、神経路が長く細い道程であるため、比較的容易に損傷を受け易い。例えば、甲状腺手術では甲状腺の直下をこの神経が走るため、細心の注意が必要である。神経に与える損傷の程度と片側か両側かで臨床症状は大きく異なってくる。片側に大きな損傷が加われば、片側の声帯麻痺が発生し、嗄声や会話時の息切れが起きる。一方、両側に大きな障害が加われば、両側の声帯は完全に麻痺し、声は全く出なくなり、誤嚥が発生するようになる。また、両側の障害の程度が弱い場合には、声帯は閉じたままとなり、呼吸困難が発生する。

参考文献

Long DL, et al. 福井次矢ほか監訳. ハリソン内科学. 第4版. 東京：メディカル・サイエンス・インターナショナル；2013.

Hackett PH, Roach RC. High attitude illness. N Engl J Med 2001；345：107.

West JB. Pulmonary pathophysiology. 5th ed. New York：McGraw-Hill；1995.

Nishino T. Dyspnoea：underlying mechanisms and treatments. Br J Anaesth 2001；106；463-74.

VI．呼吸器系の病気

呼吸器系の代表的な病気

1．喘息

　息をするとヒューヒュー、ゼーゼーなどの音がしたり、呼吸が苦しく、ひどく咳き込むなどの症状がある病気を喘息と呼んでいるが、その大半は気管支が気管支平滑筋の収縮や粘膜浮腫、あるいは分泌物過剰が原因で、気管支狭窄状態となっている気管支喘息である（図44）。

　以前よりアレルギー説、感染説、自律神経失調説、精神身体要因説など、さまざまな説があったが、現在では気管支喘息は好酸球、肥満細胞、Tリンパ球などの炎症細胞、気道上皮、気道平滑筋、さらにこれらの細胞から放出されるさまざまなメディエータ（生理活性物質）が関与した慢性炎症性疾患であるとされている。気道炎症が持続することで気道過敏性が増し、さらに気道構築の変化が見られ、増悪因子が加わると、可逆性のある気道閉塞状態が生じる。この喘息発作が頻回に起こると気管支壁の炎症が慢性化して、構造的変化が生じ、可逆性が徐々に失われていく コラム25 。

　喘息は小児から成人まで広く認められる病気であるが、小児の喘息の多くは成長とともに発作がなくなり治癒する。しかし、発作を繰り返して大人の喘息に移行する場合もある。したがって、喘息発作を予防して、発作を起こさないようにしていくことが重要となる。喘息発作の予防は主にアレルギーを抑える抗アレルギー剤と、炎症を抑えるステロイドホルモン剤の吸入薬が使用される。また、発作の予防としてアレルギーの関与が考え

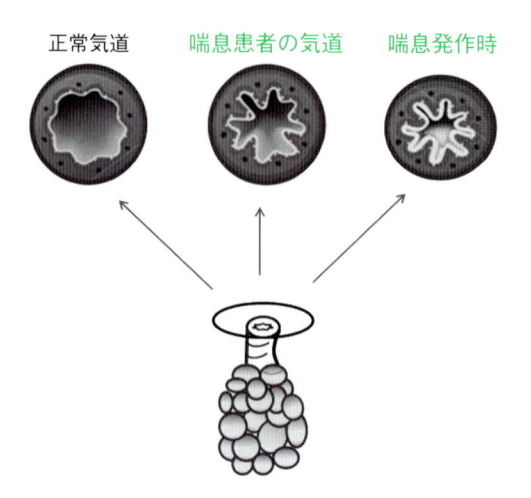

正常気道　　喘息患者の気道　　喘息発作時

図44　喘息による気道内径変化

られる場合（小児喘息の90％および成人喘息の75％）には、ハウスダストやダニなどのアレルギーの原因を血液検査で突き止め、それを減らす努力も必要である。十分な発作予防にもかかわらず発作が起きてしまった場合には、狭くなった気管支腔を広げるβ刺激薬や抗コリン薬などの気管支拡張薬を使用する。

コラム25　　　　　　　　　　　　　　　　　　　　　　　喘息死

　喘息で死ぬなどありえないと思う人もいるだろうが、現実問題として、喘息で亡くなる人はそれほどまれではない。日本で活躍した台湾生まれの歌姫テレサ・テンが喘息死したというニュースを聞いた人も少なからずいるだろう。日本における喘息死は統計によれば、1996年以前は毎年6,000人前後で推移していたが、1996年以後は年々減少し、2006年には3,000人を割り、現在では2,000人前後となっている。喘息死は重篤な発作による窒息死の頻度が主な原因であるが、重篤な発作の誘因としては気道感染、過労、ストレスが三大誘因となっている。これら以外で忘れてならないものに、β刺激薬過剰投与による死亡がある。β刺

激薬は気管支平滑筋を弛緩させる働きを持つ薬物で、気管支喘息の治療薬として使用されている。しかし、β刺激薬は気管支平滑筋弛緩作用と同時に心循環系を刺激し、不整脈を誘発する働きもある。喘息発作中にβ刺激薬を吸入しようと思っても、気道が狭くなっていてなかなか吸入できず、繰り返し吸入を試みたために過剰投与となってしまう傾向がある。また、喘息発作中は低酸素血症、二酸化炭素血症であり、β刺激薬の不整脈誘発作用が増強されやすい状態である。これらが重なると重篤な不整脈を発生するようになり、これが死を招くことになる。

2. 喘息性気管支炎

かぜウイルスや細菌感染によって発症した気管支炎により気管支狭窄が発生し、気管支喘息と同様に、ヒューヒューやゼイゼイといった症状が出現する場合がある。特に、幼児や小児のように気管支が細く閉塞しやすい場合に多く見られる。治療には喘息同様、狭くなった気管支腔を広げる薬、すなわち気管支拡張薬を使用する。

3. 慢性閉塞性肺疾患

慢性閉塞性肺疾患 (chronic obstructive pulmonary disease：COPD) は、さまざまな大気汚染物質や有毒なガスや微粒子の吸入、特に喫煙によって、肺胞の破壊や気道炎症が起き、緩徐進行性および不可逆的に呼吸困難を生じる病気であり、従来、慢性気管支炎や肺気腫と呼ばれていた病気の総称である。喘息と同様に、呼吸困難を伴い、咳や喀痰の症状も見られるが、喘息と異なり非可逆性である。この疾患では肺胞レベルで破壊が発生し、肺胞表面積の減少、弾性収縮力の低下、肺胞気量増加、毛細血管床減少が起き、ガス交換面積は減少する。これに加えて、細気管支など肺胞の出入り口近辺の組織破壊による脆弱化が発生し、呼気時に息を吐き出そうとする力が強ければ強いほど出入り口の狭小化が強くなり、吐き出そうとしても肺胞

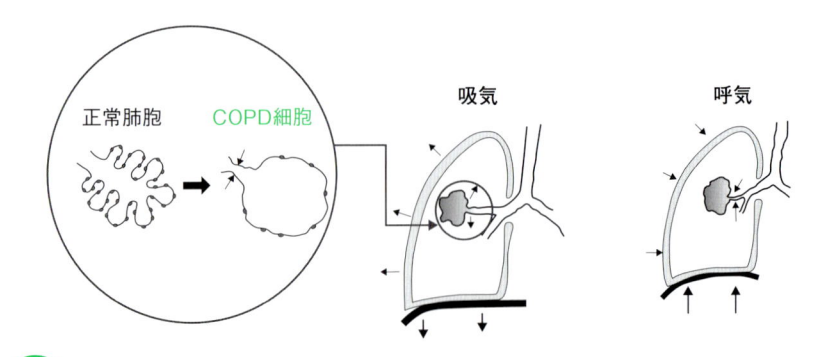

図45 慢性閉塞性肺疾患における肺胞破壊と気管支虚脱

ガスが排出されない状態となる（図45）。

　また、感冒などの気道感染が原因で急速に増悪することもあり、CO_2ナルコーシスとなり意識を失ったり、場合によっては死に至ったりする。CO_2ナルコーシスとは、血液中の二酸化炭素が非常に高いレベルになり、二酸化炭素そのものがまるで麻酔薬のように中枢神経を抑制する状態をいう。治療はまず禁煙。次いで、(1)症状および運動能の改善、(2)生活の質の改善、(3)増悪の予防と治療、(4)疾患の進行抑制、(5)全身併存症と肺合併症の予防と治療、(6)生命予後の改善を目標とする。気流閉塞の重症度に加えて、息切れなどの自覚症状、運動能力、増悪の頻度なども総合的に判断したうえで、治療法を段階的に増強していく。

　治療法には薬物療法、非薬物治療が含まれる。また、感染による増悪を避けるためには、インフルエンザワクチンや肺炎球菌ワクチンの接種が勧められている。薬物療法の中心は気管支拡張薬である。非薬物療法では呼吸リハビリテーション（運動療法を中心とし、日常管理の教育的な事項や栄養管理の指導などを包括的に含む）が中心となる。低酸素血症が進行した場合には在宅酸素療法が導入される。さらに呼吸不全が進行した場合は、小型の人工呼吸器とマスクを用いて呼吸を助ける換気補助療法が行われることもある。症例によっては過膨張した肺を切除する外科手術が検討されるこ

ともある コラム26 。

コラム26　COPDに対する外科療法

　COPD患者に行われる手術は"肺容量減少術"（lung volume reduction surgery：LVRS）と呼ばれている。この手術は気腫化した肺の一部を切除し、肺容量を減少させることによって収縮力が不十分となっている横隔膜をはじめとする呼吸筋の運動を回復させることを主な目的としている。もう少し詳しく説明すると、COPDの患者では肺が膨張した関係で呼吸筋は最大吸気位に固定されている状態である。筋肉収縮にはもっとも条件が悪い状態である。肺容量減少術を行うと、横隔膜は従来のドーム形を取り戻し、長さ-張力関係も改善する（"第Ⅰ章 息をする仕組み：呼吸筋の特性" p.8参照）。実際の手術は、従来より行われている両側開胸下で直視下に行う方法と、比較的最近行われるようになった胸腔鏡下で行う手術がある。いずれの手術も、きわめて重症の呼吸器疾患を持った患者を対象とするため、そのリスクは高い。

4．感染症
（a）上気道炎

　急性に発症した上気道炎のほとんどは、いわゆる"かぜ症候群"のことで、原因のほとんどはウィルス感染によるものである。感染の部位により咽頭炎や、扁桃炎、喉頭炎などと呼ばれているが、これらの部位は互いに近接しているために一括して"上気道炎"と称されている。細菌感染による場合には有効な抗生物質を用いた治療が必要となるが、ウィルス感染の場合にはインフルエンザ以外には有効な抗ウィルス薬はなく、咳や咽頭痛などの症状を和らげる対症療法のみが行われる。発熱に関しては無理に下げる必要はないとされている。きわめてまれであるが、喉頭蓋の細菌感染による上気道疾患がある。これを急性喉頭蓋炎と呼んでおり、小児重症例では

急速に浮腫が進行し、上気道を閉塞し、予期せぬ窒息を来すことがある。

(b) 気管支炎

　気管支炎は、気管支粘膜に炎症が起こり、気道分泌が増加した状態で、炎症が気管支に限局し、ガス交換部に炎症が及んでいない状態である。発熱を伴うこともあれば、ないこともある。胸部X線写真では、肺炎のようなはっきりとした陰影を認めることはなく、ほぼ正常か、やや気管支周囲に陰影を認める程度である。

(c) 肺炎

　肺炎は、細気管支以下まで広範囲に炎症を及んだ状態で、胸部X線写真でさまざまな異常な陰影が認められるようになる。このような異常陰影は、気管支に限局していた炎症が、気管支周囲の肺実質から、さらに広範囲に広がってきたために形成された結果生じると考えられている。肺炎の原因はウィルス性、細菌性、マイコプラズマなどである。

(d) 肺結核

　ヒト型結核菌（*Mycobacterium tuberculosis*）という細菌が肺に感染し、その結果引き起こされた慢性炎症を"肺結核"と呼ぶ。肺結核は若年者から高齢者まで年齢に関わりなく発症する。以前は国民病といわれた結核も今ではまれな病気となったが、完全に撲滅されたわけではない。発展途上国ではいまだに大きな問題となっている。結核菌は、一般の細菌を調べるために行うグラム染色では染まらず、抗酸性染色という特殊な染色法ではじめて染まるため、"抗酸菌"と呼ばれている。結核は飛沫核感染（空気感染）するため、非常に強い感染力を持つが、菌としては弱毒であり、発症までに数カ月から年単位の潜伏期間があるため、結核に罹患していてもすぐに症状は出現しない。結核の発症は、栄養状態、睡眠、ストレスなどが深く関わっており、特に栄養状態が悪いと発症のリスクが高くなる。これは体の免疫力と関連しているからと思われる。したがって、免疫力が落ちる病気を合併している場合や免疫力を落とす治療を行う場合には、結核の発症

率が高まることもあり、特に注意が必要である。結核は飛沫核感染（空気感染）し、結核に気づかずにいると、周囲の人にまで感染させ、大きな社会問題となる。しかし、肺結核は痰の中に菌がいなければ、他人にうつる可能性はほとんどなく、菌を吸引しても免疫があれば感染を防ぐことができる。

　現在、結核には多くの薬があり、十分に治る病気で恐れる必要はないが、後遺症を防ぐ意味からも早期診断と初期治療が非常に大切である。初期治療に失敗すると、多剤耐性結核菌などで再発を起こすこともある。結核の代表的な症状は、微熱、咳、痰、血痰、発汗、呼吸困難、体重減少、食欲不振などであるが、どれも結核のみに特異的な症状でないので判断が難しい。①2週間以上続く咳、②2週間以上の微熱、③数カ月での急激な体重減少があれば呼吸器科のある病院で、胸のX線写真および喀痰などの検査を受ける必要がある。症状が出ないうちに検診で見つけることがもっとも望ましいと考えられている。

　診断は、喀痰塗抹培養、すなわち痰の中の結核菌もしくは気管支鏡による気管支洗浄液中の結核菌同定による。痰の塗抹検査で、特殊な染色（チール・ネールゼン染色）をして顕微鏡で確認した際に、視野にどのくらい菌がいたかを示す検査をガフキー検査という。ガフキー号数が大きいほど、菌が多いことを示し、痰の中に菌が証明されたことで診断が確定する。5号以上では、他人への感染危険も大変高いので、外来治療は原則不可能で結核治療専門施設に入院する必要がある。

　結核菌が検出されれば、結核病棟に入院しての治療が原則となるが、通常は内服薬で改善する。WHO世界結核計画（Global Tuberculosis Programme）はDOTS〔directly observed therapy, short-course（直接監視下服薬、短期コース）〕を推奨している。DOTSとは、結核発病患者が抗結核薬を服用するのを、保健医療従事者や研修を受けた認定者が直接に監視・記録して、結核治療を完了させる治療法をいう。なぜ、このような監視が必要なのかというと、

結核患者は自分が病気であることを忘れてしまうようなこともあり、長期にわたる治療期間中には薬を飲むのをやめたり、飲むのを忘れたりもする。しかし、治療には適切な薬を適切な期間服用することがもっとも大切であり、この点から、ある意味での監視が必要となってくるのである。現在ではイソニアジド（isoniazid：INH）、リファンピシン（rifampicin：RFP）、ピラジナミド（pyrazinamide：PZA）、エタンブトール〔ethambutol：EB（またはストレプトマイシン streptomycin：SM）〕の4剤併用療法を行うべきであると考えられている。各薬物には副作用があるため注意しつつ投与する必要がある。結核菌は、このそれぞれの薬物に耐性を持つものが存在するが、INHおよびRFPの2剤に耐性を持つ菌は"多剤耐性結核菌"と呼ばれ、治療に難渋することがある。一度発症した場合は6〜9カ月の投薬療法が一般的である。治療を正確に完了した場合、再発率は5％未満である。しかし、治療中断により結核菌に耐性ができ、集団感染することが問題となっている。肺結核は空気感染が起こりうるため、排菌のある結核患者は感染症の予防および感染症の患者に対する医療に関する法律により、結核病棟への入院が義務づけられている。医療従事者は、N95マスク（図46）を装着する必要がある。

　患者の搬送は最低限にすべきであるが、どうしても必要な場合は患者に通常のマスクを、搬送に携わる医療従事者にN95マスク コラム27 を装着させ、窓を開けるなど換気に留意する。

コラム27　　　　　　　　　　　　　　　　　　　　　　　　　N95マスク

　N95マスクは、米国の国立労働安全衛生研究所（NIOSH）の定めたN95規格をクリアし、認可された微粒子用マスクのことである。このマスクはレスピレータ、呼吸器保護具と呼ばれることもある。N95規格とは、マスクのフィルタが0.3μmのサイズの試験粒子を95％以上捕集できる性質も持ち、Nは耐油性がないこ

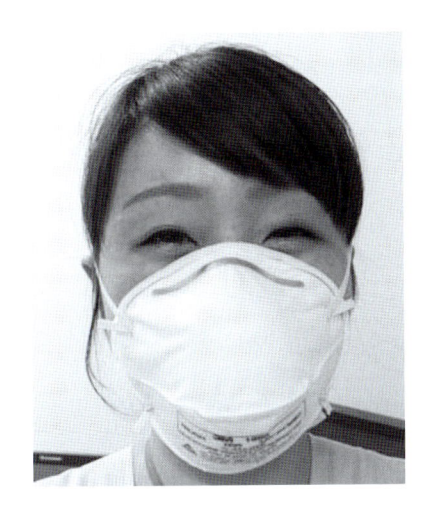

図46 N95マスク

と（not resistant to oil）を示している。このマスクは、もともと、粉塵が舞う製造作業現場などで粒子状物質の吸入防止を目的として作られたものであるが、ウィルスや結核の感染予防にも有効であることが示され、医療現場でも使用されるようになった経緯がある。日本の厚生労働省検定規格では、DS2区分マスクがこのマスクに相当する。これらのマスク使用時の問題点は、人の顔の形や大きさは異なっており、マスクがすべての人にフィットするとはかぎらないことである。当然ながら、マスクを正しく装着しないと規格どおりの機能は発揮できない。マスクを装着したときに息苦しさを感じないような場合は、マスクに漏れがあり、微粒子を吸入してしまう可能性がある。

(e) 肺真菌症

　肺真菌症とは、肺の中に真菌、すなわちカビが増殖し、肺炎と似た症状が強く出る病態である。主な原因菌としては、アスペルギルスとクリプトコックスが知られている。これらのカビは通常自然界やヒトの体内に一般

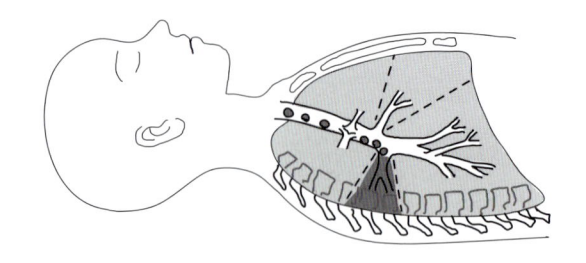

図47 誤　嚥

的に存在している。しかし、ヒトが健康であるかぎり、それらが肺の中で増殖し肺真菌症を発症することはほとんどない。われわれは感染症と闘う強い力を持っているからである。しかしながら、もしこの力が大きく弱まった場合には発症する可能性があり、これらは"日和見（ひよりみ）感染症"と呼ばれている。特に、白血病や種々のがんの進んだ状態、ステロイド剤を長く服用している場合などでは注意が必要となる。肺アスペルギルス症は肺結核後遺症など、もともと肺に病気を持った人に見られる病気である。

一方、肺クリプトコックス症は、鳩の糞などにいる"クリプトコックス"と呼ばれるカビを吸い込んで病気が発症する。いずれの肺真菌症も、時にX線写真でカビの塊を見ることがある。

(f) 誤嚥性肺炎

誤嚥とは、口腔内にある食物、液体、唾液や胃から逆流した胃内容物や胃液が気道に流れ込むことを指し（図47）、誤嚥によって生じる肺炎を"誤嚥性肺炎"と呼んでいる。

誤嚥は、嚥下機能の低下や気道防御反射の低下によって発生し、特に高齢者や脳梗塞後の患者で、これらの機能低下が顕著となる。誤嚥性肺炎は、大きく2つのタイプに分けることができる。その一つは、誤嚥物の中に含まれる細菌によって発生する肺炎であり、主に高齢者や免疫力が落ちた患者が罹患する肺炎である。一方、胃液を含んだ液体を誤嚥すると、胃液の

酸による化学的炎症によって"間質性肺炎"が発生することがある コラム28 。

後者は高齢者のみならず若年者にも発生し、特に"メンデルソン症候群"と呼ばれる妊婦に認められる肺炎は有名である。メンデルソン症候群は産科麻酔時の副作用によって気道防御反射が抑制された状態で、胃液が肺に流れ込む特殊な状況を指しているが、麻酔や鎮静薬、場合によっては通常の睡眠によっても気道防御反射は抑制されるので同様の肺炎が発生する可能性がある。治療は、細菌による誤嚥性肺炎では抗生物質、胃液誤嚥による肺炎に対してはステロイドを短期に用いて肺炎を鎮める場合もある。重症化することも多く、人工呼吸によって呼吸を助けなければならないこともある。この点から、予防がきわめて大切であり、特に高齢者では、嚥下機能や咳などの気道反射の維持、さらには口腔内清掃が重要である。

コラム28　間質性肺炎

間質性肺炎とは、肺のガス交換部（肺胞と毛細血管）を取り囲む支持組織、特に肺胞隔壁に起きる炎症を指す。その原因はさまざまであり、化学的炎症以外にも、ウィルス感染、抗がん薬、漢方薬、抗生物質などの薬剤投与、放射線、リウマチや皮膚筋炎などの膠原病、農薬中毒などが挙げられる。また、原因がはっきりしない場合も多く、この場合は"特発性間質性肺炎"と呼ばれている。治療には免疫抑制薬やステロイド剤が使用されることが多いが、治療困難な場合も多い。増悪を繰り返すと、間質組織の肥厚、線維化が進行し、肺線維症と呼ばれる状態になる。

5．ARDS（急性呼吸窮迫症候群）

　ARDS（acute respiratory distress syndrome）は、肺血管の透過性の亢進により主に肺胞-毛細血管でのガス交換障害が発生し、48時間以内に生じてきた急性呼吸不全を特徴とする病態である。顕微鏡で見ると広範な肺胞領域の傷害（diffuse alveolar damage：DAD）が見られる。

　ARDSは、①急に発症している、②低酸素血症が明らかである、③胸のX線写真で、一部ではなく全体にわたる異常な影がある、④心臓が原因ではない、の4つが診断基準であり、敗血症、大量輸血、重症肺炎、胸部外傷、肺塞栓、人工呼吸、急性膵炎などさまざまな侵襲が原因で起こり、決して単一の疾患を指すものではない。ARDSは、しばしば肺以外の腎臓、心臓などの重要臓器の障害も同時に起こす多臓器不全を併発し、現在のもっとも進んだ医療でも死亡率はきわめて高い。

　ARDSの治療には、呼吸管理療法、薬物療法の2つが行われている。呼吸管理療法では、低酸素血症を改善させるために、通常、人工呼吸管理が行われる。また、最近では人工心肺やECMO（エクモ）などによって肺を完全に休ませる療法も行われるようになってきた。敗血症、肺炎などの原因となっている細菌感染症に対する抗菌薬療法や、全身管理を行う目的での水分や栄養の輸液を行うが、ARDSを直接改善できる薬物療法は現在に至るまでない。

6．気胸

　肺に突然穴が空いて空気が胸腔に漏れる疾患を"気胸"と呼んでいる。気胸の多くは"自然気胸"と呼ばれるものであるが、まれに交通事故や犯罪あるいは医療行為によって肺が傷つくことで発生する外傷性気胸がある（図48）。

　症状としては胸痛、呼吸困難、咳があるが、症状がないのに胸部X線検査で発見されることもある。胸腔内に空気が大量に漏れると、肺がしぼみ、

正常　　　　　　　　　気胸
胸郭
肺

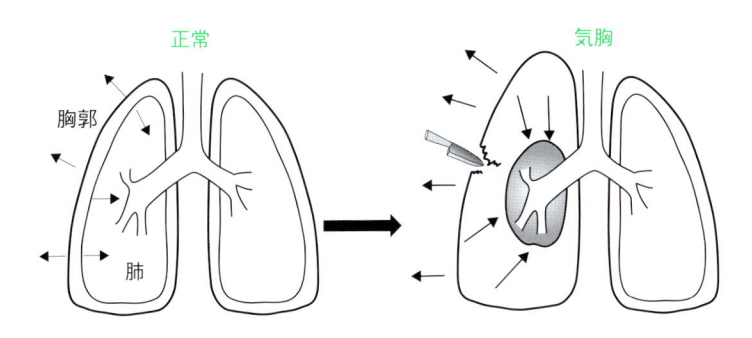

図48 外傷性気胸と肺虚脱

　さらに心臓を圧迫してショック状態になることがあり、これを"緊張性気胸"といい、緊急処置を要する状態を指す。治療は気胸の程度により、安静にして様子を見ることから、胸腔内にドレーンを入れ空気を持続吸引する、さらに手術や胸膜癒着術を行うことまで、さまざまである。

7．悪性腫瘍

　呼吸器にはいろいろな種類の悪性腫瘍が発生するが、その大半は"がん"である。"がん"は、気道粘膜や肺を覆っている上皮細胞から発生する。上皮以外の細胞から発生するものには、悪性リンパ腫、がん肉腫、肺芽腫、悪性黒色腫などがある。がんの発生部位から、咽頭がん、喉頭がん、肺がんなどに区別されている。肺がんは、小細胞肺がんと非小細胞肺がんに大別されており、肺がん全体の約10〜15％が小細胞肺がん、残る85〜90％が非小細胞肺がんである。小細胞肺がんと非小細胞肺がんとでは、病気の特徴や薬の効きめが大きく異なっているため、両者をきちんと区別することで、治療法を決めたり、予後を予測したりすることができる。

　一般的に、小細胞肺がんは、増殖のスピードが速く、ほかの臓器へ転移しやすい。しかし、その反面、抗がん薬や放射線が比較的よく効く性質がある。したがって、手術ではなく、抗がん薬や放射線で治療を行うことが

多い。非小細胞肺がんは、さらに肺腺がん、肺扁平上皮がん、肺大細胞がんの3つに分類できる。肺腺がんは、分泌物を出す腺組織にできる悪性腫瘍のがんで、肺悪性腫瘍のがんの半数以上を占める。一方、肺扁平上皮がんは、中心気道といわれる気管から気管支内部を覆っている細胞組織にできる悪性腫瘍のがんであり、喫煙との関係が大きく、非喫煙者はほとんど罹患しない。このがんは転移が遅いので、外科治療によって完全に悪性腫瘍のがんを切除できると治癒の可能性が高く、放射線治療も有効といわれている。肺大細胞がんは、肺がんの約5％を占める未分化な非小細胞肺がんのことである。発育が早く、多くは末梢気道から発生する。

　悪性腫瘍のがんの原因は、喫煙、受動喫煙、排気ガスなどによる大気汚染、石綿（アスベスト）などが挙げられている。特に大気汚染に関しては、最近、直径2.5μm以下の微小粒子状物質（PM2.5）が社会問題となっている。がん以外の悪性腫瘍で"悪性中皮腫"と呼ばれる病気は、胸膜、心膜より発生する腫瘍で、発生原因の大部分はアスベストに由来すると考えられている。潜伏期間は非常に長く、曝露開始から20〜50年といわれている。中皮腫の発生は、アスベストの種類によって差があることが知られており、青石綿（クロシドライト）がもっとも危険性が高く、茶石綿（アモサイト）がこれに次ぎ、白石綿（クリソタイル）は前二者より低いとされている。

8. 良性腫瘍

　肺にも良性腫瘍ができることがある。比較的多く見られるものは、過誤腫と呼ばれる腫瘍で約半数を占め、そのほかに硬化性血管腫、軟骨腫、脂肪腫、平滑筋腫などがある。これらの良性腫瘍は、一般的に無症状で、大きくなる速度も遅く、ほかの臓器に転移することはない。しかし、腫瘍ができた部位によっては、咳や痰の原因となり、また気管支を圧迫して肺炎などを起こすことがある。さらに、胸部X線写真やCT検査では、その画像上の特徴だけでは肺がんなどの重大な病気と見分けがつかない場合もあ

り、病理組織診断が必要となる。良性腫瘍の治療法は原則的に手術であるが、無症状の場合、経過観察で十分な場合もある。一般的に放射線治療や薬物療法は効果がないとされている。

9. 肺サルコイドーシス

　サルコイドーシスは、肺、リンパ節、皮膚、眼、心臓、筋肉など全身臓器に特殊な肉芽腫が形成される全身性疾患であり、肺および胸部が好発部位（80％）である。画像的には胸部X線写真により両側肺門リンパ節腫脹が認められる。本症の病因は、過敏性免疫反応に起因すると考えられているが、詳細は不明である。日本の有病率は人口10万人あたり8〜9人前後であり、女性に好発する傾向がある。サルコイドーシスの肉芽腫は多くの場合、自然消退するが、中には硝子化、線維化へ進展するものがある。治療にはステロイド剤、抗腫瘍壊死因子（TNF）-α抗体が使用されることがある。

10. 肺血栓塞栓症

　肺血栓塞栓症は、血栓が肺動脈を閉塞する疾患である。この血栓は下肢の深部静脈血栓症に由来することが多い。発生機序は、血液凝固亢進、血流うっ血、血管内皮障害などである。肺血栓塞栓症は、急性に発症する"急性肺血栓塞栓症"と6カ月以上持続する"慢性肺血栓塞栓症"の2つに分類される。急性肺血栓塞栓症は突然の呼吸困難や胸痛が出現することが多いが、突然の意識消失や心停止が出現することもある コラム29 。

　また、手術直後の重要な合併症としても近年注目されており、その予防に抗凝固薬の投与や弾性ストッキング、フットポンプなどが用いられるようになっている。慢性肺血栓塞栓症では進行性の呼吸困難や胸痛、乾性咳、失神などが出現する。この疾患は肺高血圧症を合併すると予後不良であり、特定疾患治療研究事業対象疾患（難病）として認定されている。診断は通

常の呼吸・循環の検査に加えて、D-ダイマーと呼ばれる検査を行う。D-ダイマーが正常の場合、急性肺血栓塞栓症は否定できる。治療は呼吸・循環動態の安定化を図ることがまず第一であり、急性、慢性ともに抗凝固療法が基本となる。場合によっては下大静脈フィルタ留置や手術療法が行われる場合もある。

コラム29 エコノミー症候群

"エコノミー症候群"という言葉を聞いた人は多いと思うが、これは飛行機のエコノミークラスの狭い空間の中で、膝を屈曲して長時間にわたり同じ姿勢を保っている間に下肢の静脈のうっ血が生じ、血栓が発生する疾患を指している。飛行機を降りて歩き始めると同時に、呼吸困難やショックを起こし、場合によっては亡くなるケースもある。この症候群は最近、"旅行者血栓症"と呼ばれるようになった。どうも、"エコノミークラス"が差別用語になっているらしい。確かに、この疾患は飛行機のビジネスクラスに乗っていても発生するし、列車や自動車に乗っている場合でも発生するので、旅行者血栓症のほうが適切かもしれない。血栓のできる好発部位は、"ふくらはぎ"の"ヒラメ筋"と呼ばれている筋肉の静脈である。

11. 睡眠時無呼吸症候群

睡眠時無呼吸症候群（sleep apnea syndrome：SAS）は、不眠に関連した精神科領域の研究の中から明確に定義・命名された。すなわち、睡眠時無呼吸症候群は、"10秒以上続く無呼吸が一晩（7時間以上の睡眠中）に30回以上、または睡眠1時間に平均5回以上起きる"疾患であり、①中枢性、②閉塞性、③混合性の3種類がある（図49）。

中枢性睡眠時無呼吸症候群とは、呼吸の自動性が障害された状態で、呼吸中枢を中心とした呼吸調節系の異常で発症する。例えば、無呼吸症候群

Ⅵ. 呼吸器系の病気　115

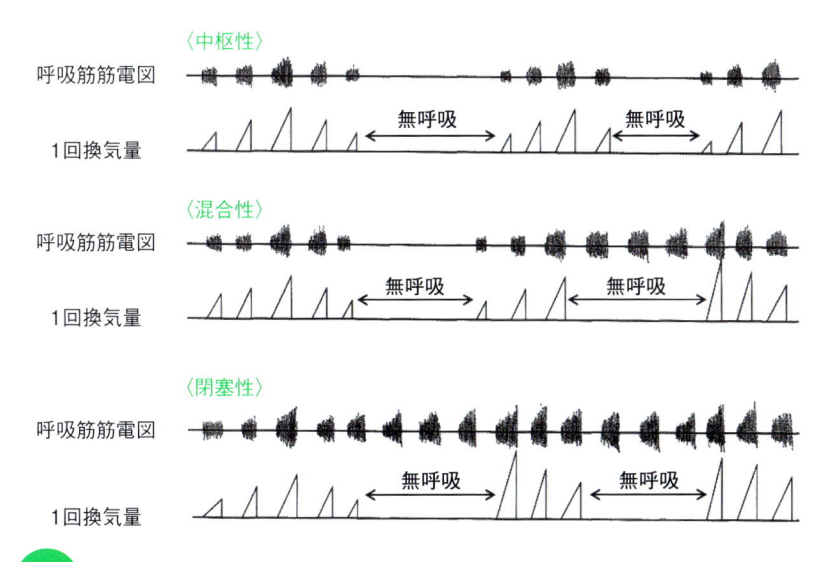

図49 睡眠時無呼吸症候群における気道閉塞と中枢呼吸活動

　発症時に、横隔膜などの呼吸筋から筋電図を同時に記録した場合、呼吸中枢から呼吸筋への指令はなくなるので、無呼吸中には筋電図も消失する（図49上段）。一方、閉塞性無呼吸では中枢からの指令は呼吸筋に届いており、実際、筋肉は収縮して筋電図も記録できるが、気道の閉塞によって空気の出し入れが障害され無呼吸となっている（図49下段）。混合性睡眠時無呼吸症候群は、中枢性と閉塞性が混在した状態の無呼吸が出現する病態である（図49中段）。すなわち、中枢からの指令が途切れて無呼吸になる場合と、中枢からの指令は存在しても気道の閉塞が合併するため無呼吸となる2つの異なる状態である。いずれのタイプの無呼吸でも、症状としては鼾、昼間の眠気、熟睡感の欠如、起床時の頭痛などがある コラム30 。

　睡眠時無呼吸症候群は肥満との関連が強く、また最近では高血圧、糖尿病などの成人病との関連が強いことも証明されている。ルネッサンス以後のヨーロッパ絵画には赤ら顔の超肥満な人物がしばしば登場するし（図50-a）、チャールズ・ディケンズの小説ピクウィック・クラブでも、ジョーと

(a) (b)

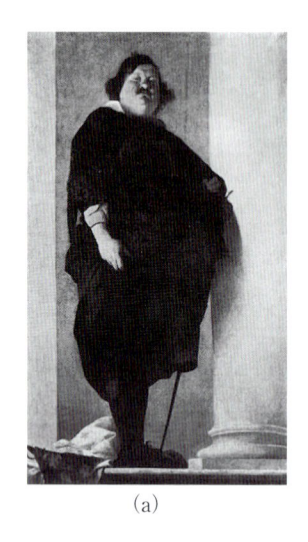

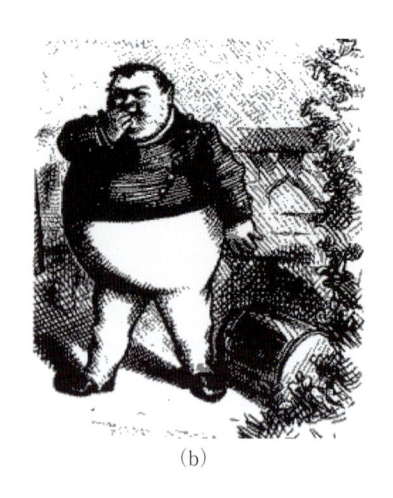

図50 絵画の中の超肥満体
(a)"肥満体のトースカーナの将軍"アレッサンドロ・デルボロ作（17世紀）
（ウィキペディアより、ファイル：Italienischer Maler des 17. Jahrhunderts 001.jpg）
(b) ジョー（ピクウィック・クラブ）像
（ファイル不明）

いう超肥満で赤ら顔の少年がいつも日中から"うとうと"している状況が描写されている（図50-b）。かなり以前から、肥満が医学的に問題であったことを窺わせる。

赤ら顔が低換気に由来すると考えれば、これは現在の睡眠時無呼吸症候群の重要なサインである、①肥満、②日中の眠気、そして③睡眠時での低換気、の全部を備えていることになる。閉塞性睡眠時無呼吸は上気道、とりわけ軟口蓋部での閉塞で発生し、全体の約90％を占めるといわれている（図51）。睡眠時無呼吸症候群の確定診断は、入院して睡眠中の脳波や呼吸パターンを解析する"睡眠ポリソムノグラフィ"という検査でなされる。また治療に関して、古くは気管切開などが行われた時期もあるが、現在もっとも一般的な治療は持続性陽圧呼吸療法（nasal-CPAP法）を行うことである。この治療法の原理は、鼻マスクを装着させ、その内側から陽圧を与えることで上気道を内側から広げて閉塞を防ぐということにある。

Ⅵ．呼吸器系の病気　117

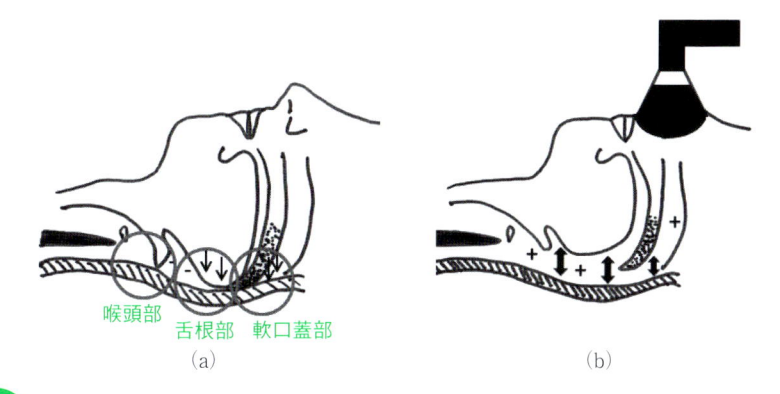

喉頭部　舌根部　軟口蓋部
(a)　　　　　　　　(b)

図51 閉塞性睡眠時無呼吸の好発部位と持続性陽圧呼吸療法による効果

　また、肥満が原因の一つと考えられるときは、積極的な減量療法を行う場合もある。さらに、マウスピースの使用や、口蓋垂軟口蓋咽頭形成術（uvulopalatopharyngoplasty：UPPP）という外科手術が行われることもある。

コラム30　　　　　　　　　　　　　　　　　　　　　睡眠時無呼吸症候群と事故

　睡眠時無呼吸という用語が出てきたのはそれほど古い話ではなく、1973年の不眠症に関する論文が最初である。睡眠時無呼吸症候群が世間の注目を浴びるようになったのは、この病気が社会的問題となるほどの大きな事故を発生させる要因となったからである。例を挙げれば、1979年に米国スリーマイルアイランドで発生した原子力発電所事故、1989年のアラスカ沖での史上最悪のタンカー事故がある。いずれも、事故の発生原因に従業員の睡眠時無呼吸症候群による睡眠障害が関与していると考えられている。日本においても、2003年に起きた山陽新幹線運転手居眠り事件、2005年の名神高速道路での大型トラック事故、新しいところでは2012年関越道走行中のツアーバスが防音壁に衝突して多数の死傷者を出した事故など枚挙に暇がない。いずれの事故でも、事故の当事者が睡眠時無呼吸症候群であり、この病気による睡眠障害が事故発生原因に大きく関与していたと考えられている。

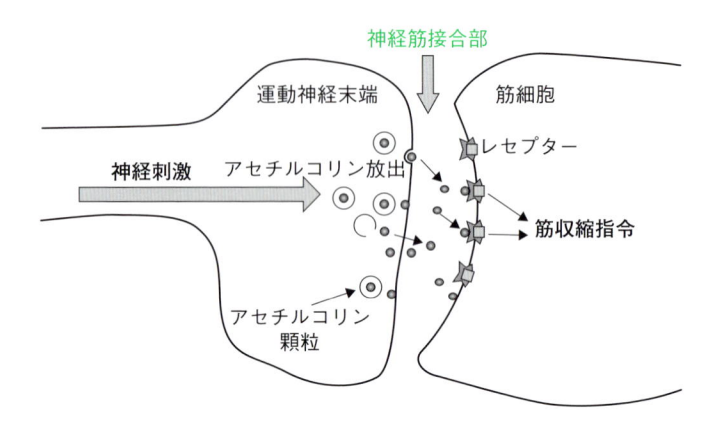

図52 神経筋接合部における伝達物質の放出と筋収縮

12．重症筋無力症

　重症無力症は神経筋接合部、すなわち末梢神経が筋肉に接合する部分に異常が発生し、筋力低下を来す疾患である。筋肉の収縮は、中枢からの指令で神経末端にあるアセチルコリンという伝達物質が放出され、その後この伝達物質が筋細胞のレセプターにとらえられると発生する（図52）。したがって、重症筋無力症の原因としては、神経からの指令を筋肉に伝えるアセチルコリンという伝達物質の不足が考えられている。全身的な筋力低下が軽度ならば呼吸筋の筋力低下は発生しないが、症状が重い場合には呼吸中枢からの指令はあるものの呼吸筋は十分に収縮できず、呼吸不全状態となる。80％の患者では抗アセチルコリン受容体抗体が検出され、自己免疫疾患の一つであるとされている。

　治療としては、神経筋接合部でのアセチルコリン濃度を高めるコリンエステラーゼという薬物、ステロイド薬や免疫抑制薬、免疫グロブリン投与、胸腺摘出術 コラム31 、血漿交換などがある。重症筋無力症以外にも神経や筋を障害することによって呼吸不全状態を引き起こす疾患は多い。筋委縮性側索硬化症（amyotrophic lateral sclerosis：ALS）も重症筋無力症と同様に

徐々に筋力が低下し、呼吸筋を巻き込む状態になると呼吸不全を招き、多くの場合、人工呼吸に頼らざるをえなくなる。

コラム31　　　　　　　　　　　　　　　　　胸腺と重症筋無力症の関係

　胸腺は、胸骨の真下、心臓の前上方に位置する扁平な器官であり、幼年期から思春期にかけてTリンパ球という免疫細胞の分化・成熟に関与している。リ・ド・ヴォーと呼ばれる子牛の胸腺は、フランス料理の食材である。ヒトの胸腺は5～15歳を頂点として成長し、それ以後は退縮し始め、40歳ごろから脂肪組織に置き換わるとされている。この胸腺を摘出する手術は、重症筋無力症では確立した治療法であるが、なぜこの手術が有効なのかは完全には解明されていない。しかし、多くの重症筋無力症患者の胸線からは抗アセチルコリン受容体抗体が産生されているため、胸線を摘出すれば、体内の抗アセチルコリン受容体抗体産生が減ることが考えられる。特に"胸線腫"といわれる胸線の腫瘍を合併した重症筋無力症では、手術の効果が高いといわれている。逆にいえば、60歳以上で胸腺がほぼ委縮しているような患者は手術適用にはならない。また、手術後すぐに効果が見られるわけではなく、1年くらいかけて症状は徐々に改善していく。

呼吸障害

　呼吸器系の疾患はさまざまであるが、これらの疾患が引き起こす、治療を必要とするような障害は大別して"換気障害"と"酸素化障害"に分類できる。息をする仕組みを考慮した場合、呼吸器系を動かすソフトウエアの欠陥は換気障害を引き起こし、呼吸器系と呼ばれるハードウエアの欠陥は換気障害、酸素化障害の両方に関与する（"第Ⅰ章 息をする仕組み" p.5～参照）。さらに、換気障害や酸素化障害に分類できない障害もわずかであるが、存在する。

1. 換気障害

　肺における肺胞換気量が不足し、二酸化炭素の上昇とそれに引き続いて二次的に発生する低酸素血症をもたらす障害を換気障害と呼んでおり、しばしば呼吸調節系の異常や呼吸筋病変に由来する。また、医原性にも発生し、薬物による気道閉塞、呼吸抑制や筋弛緩作用が問題となることもある。動脈血液ガス分析では、Pa_{CO_2}の上昇と、pH低下によって特徴づけられる呼吸性アシドーシスがもっとも典型的な所見となる。肺胞内の二酸化炭素分圧が非常に高くなれば、二次的に酸素分圧が低下し、低酸素状態となる。

2. 酸素化障害

　肺胞-毛細血管間のガス交換が障害され、低酸素血症となる状態を酸素化障害と呼んでいる。酸素化障害が発生する主な疾患は、肺炎、無気肺、肺水腫、肺塞栓などであるが、肺胞内酸素分圧と動脈血酸素分圧の差が増大することが特徴である。酸素化障害は自発呼吸下で肺胞換気障害が存在しない場合にも発生し、この場合は低酸素換気刺激で過換気となり、動脈血二酸化炭素分圧Pa_{CO_2}は低下する

3. そのほかの障害

　ヘモグロビンによる酸素運搬の障害や、細胞レベルでの酸素利用障害で、低酸素状態となる呼吸障害もある。例えば、異常ヘモグロビンの発生や、一酸化炭素の吸入、青酸カリや農薬の誤飲や犯罪的使用によって、組織の低酸素により細胞がダメージを受けてしまう場合がある。

呼吸器疾患の治療法と問題点

　呼吸器疾患の中で、喘息や感染症などある程度治療の方向が見え、完治も可能な疾患がある半面、肺気腫や肺線維症など病気が進まないように症

状をコントロールするのが精一杯となっている疾患もある。呼吸器系の難しい点は、大人の肺は再生しないと考えられていることである。したがって、肺損傷が不可逆的であるという前提でいくつかの治療法が検討されている。そのもっとも代表的なものが、肺移植である。肺移植以外では再生医療が有力な候補であるが、胚性幹細胞（ES細胞：embryonic stem cell）や人工多能性幹細胞（iPS細胞：induced pluriopotent stem cell）研究のさらなる発展を待つ必要がある。

1. 抗生物質の不適切な使用

　呼吸器疾患の中で、もっとも一般的な疾患は肺炎である。肺炎はすべての年齢で発生し、死亡率も高い疾患である。わが国でも2008年の肺炎による死亡率は人口10万対91.6であり、悪性新生物、心疾患、脳血管疾患に次いで第4位の位置を占めている。肺炎治療でもっとも深刻な問題は耐性菌の出現である。1929年にフレミングがペニシリンを発見して以来、人類と細菌の戦いは新しい抗生物質と耐性菌との戦いであった。抗生物質の乱用によって次々と出現してくる耐性菌は現在でも最大の未解決問題として残っている。抗生物質メチシリンが効かないメチシリン耐性黄色ブドウ球菌（methicillin-resistant Staphylococcus aureus：MRSA）、バンコマイシンが効かないバンコマイシン耐性腸球菌（vancomycin-resistant Enterococcus：VRE）の出現は、抗生物質に頼る肺炎の治療には限界があることを示唆している。新しい治療が出現するまでは、抗生物質の乱用を抑制し、時間稼ぎをするのがベストという状態である。

2. 人工呼吸関連肺傷害（ventilatory-associated lung injury：VALI）

　呼吸調節系や呼吸器そのものに問題がある場合、人工呼吸によるサポートが必要となることは臨床では珍しくない。人工呼吸管理の本来の目的は、患者の呼吸調節系の代替わりをする、あるいは患者の呼吸不全状態を改善

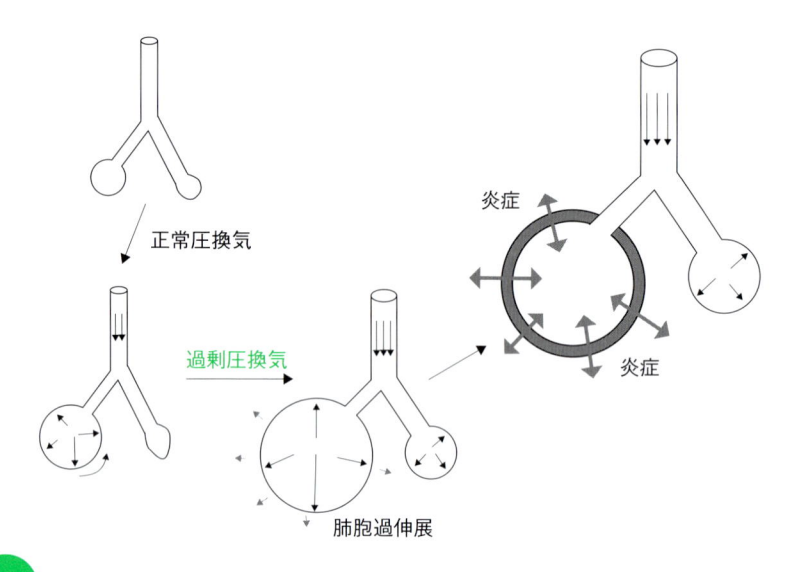

図53 医原性肺損傷の発生機序

させることにある。しかし、近年、人工呼吸管理そのものが肺を傷害することが明らかとなり、いかにして人工呼吸から肺を守るかが大きな臨床課題となっている。人工呼吸そのものが引き起こす傷害を"人工呼吸関連肺傷害"と呼んでおり、その原因はさまざまであるが、基本的には正常に近い血液ガスを保とうとするあまり、人工呼吸が肺にとって過剰な負担となって発生する（図53）。

肺傷害としては、肺胞内の過剰な圧上昇によるもの（圧傷害）、圧はそれほどでもないが肺胞の過剰な伸展に起因するもの（量傷害）、肺胞の虚脱や無気肺が発生するもの（虚脱性肺傷害）、低酸素を改善する目的で高濃度酸素を長時間投与することで発生するもの（酸素中毒）、肺実質の障害によって局所に炎症性サイトカインが発生し、このサイトカインが局所のみならず全身的な悪影響を与えるもの（炎症性肺傷害）などがある。人工呼吸関連肺傷害は、患者を治療する目的で行う人工呼吸そのものが肺傷害を悪化させるという皮肉な結果を持っているため、人工呼吸を開始する際には肺保

護を念頭に置いて、肺に優しい人工呼吸を心がけるようにしなければならない。

3. 肺移植医療とその問題点

　きわめて重い肺の病気を持った患者で、患者の肺を摘出し、提供者（ドナー）の新しい肺を移植する医療を"肺移植"と呼んでいる。肺移植は、臓器移植の分野でも難しい移植の一つと考えられている。生命の危険を背負った患者が正常人と同じような生活が送れる可能性のあるこの医療は魅力的なものであるが、多くの問題点も抱えている。

　まず、移植にはいろいろな制限がある。例えば、肺移植の条件と対象となる病気が定められており、肺移植は限られた施設のみで行われる。さらに、肺移植には、脳死ドナーが肺を提供する"脳死肺移植"と、健康なドナーが肺の一部を提供する"生体肺移植"があるが、わが国では脳死ドナーが少ないために生体肺移植が約半数を占めている。また、手術も複雑で難しく、手術直後の管理も非常に難しい。その後も免疫抑制薬や抗生物質などの薬物を一生飲み続ける必要があり、健康状態を最適に保つ厳しい自己管理を必要とする。例えば、生ものは食べられず、加熱食が基本となる。これは肺が感染に弱い臓器であることから必要なことがらである。

　小児の肺移植は、親の肺の一部を移植することが多いが、移植した大人の肺は成長とともに大きくはならない。肺移植が成功しても、子どもの成長が進めば、再び移植できる肺を探さなければならないという問題がある。これらに加えて、肺移植に必要な費用は莫大であり、保険医療が適用されているが、それでもかなりの自己負担となる。

4. 再生医療

　最近、幹細胞という言葉をよく耳にするようになったと思う。この幹細胞というのは、再生医療を行う場合に臓器や組織の再生の材料として想定

される細胞である。幹細胞には胚から採取する"ES細胞"、胎児から採取する"胚生殖細胞"、成人から採取する"体性幹細胞"、そして人工的に作り出す"iPS細胞"の4種類があるが、倫理面や供給面でもっとも実現性が高いのが、すでにある程度の臨床応用がなされている体性幹細胞と、京都大学・山中伸弥教授の作り出したiPS細胞であろう。これらを用いて移植用に丸ごと臓器を作り出すことも考えられるが、当面は損傷した肺組織の修復や、人工樹脂やシートと組み合わせた人工臓器治療が進むと考えられている。最近、生まれつき気管がなかった2歳の女児が、自分の幹細胞と合成樹脂繊維で作った人工気管の移植手術を受け、成功したというニュースも届いている。

5. 呼吸リハビリテーション

　呼吸器疾患で病床に就いた人が再び日常生活に戻るために呼吸機能改善を目指したリハビリテーションが必要であることは、近年特に強調されている。呼吸リハビリテーションには、禁煙、患者教育、栄養指導、運動療法などが包括的に含まれ、特に在宅ケアの対象となる肺結核後遺症とCOPDで臨床的意義が高いといわれている。呼吸リハビリテーションにおける運動療法はADL（activities of daily living：日常生活動作能力）向上に効果があると考えられている。運動療法の目的は呼吸困難の軽減、運動耐容能の改善、健康関連QOL（quality of life）およびADLの改善であり、これらの目的達成に全身持続力トレーニングと筋力トレーニングが行われる。全身持続トレーニングは全身の大きな筋群を使って一定のリズムを保った運動を一定時間行うものであり、歩行や階段昇降、トレッドミルや自転車エルゴメータ（図54）を使用する下肢運動が特に有用性が高いといわれている。

　ウォームアップ、主運動、クールダウンの時間を組み入れた運動プログラムが推奨されており、1回20分以上、連日が望ましく、6～8週間以上の継続が望まれる。全身持続力トレーニングと重なる部分もあるが、上肢、

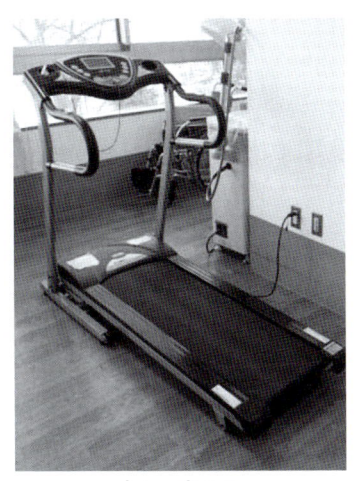

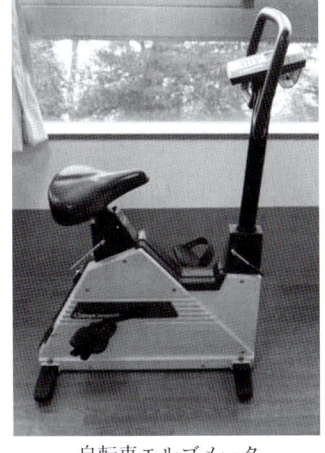

トレッドミル　　　　　　自転車エルゴメータ

図54 トレッドミルと自転車エルゴメータ

　下肢、体幹の筋力を個別に鍛える筋力トレーニングもある。例えば、下肢による全身持続力トレーニングに上肢の筋力トレーニングを加えると、上肢を挙上させたときの酸素消費量が低下し、日常動作に伴う呼吸困難感は軽減する。運動療法と並行して、呼吸訓練を通して運動療法の効率を高める方法もある。その一つは"口つぼめ呼吸"と呼ばれる方法である（図55）。

　これはCOPDの患者が自然に体得する呼吸法で、呼吸困難緩和に役立っていると考えられている。なぜ、この呼吸法が呼吸困難軽減に役立つかであるが、気道内圧を上昇させることで気道の虚脱を防ぎ、これによってガス交換悪化を軽減し、また肺伸展受容器反射と呼ばれる気道反射を修飾して呼吸困難を軽減すると考えられる。呼吸訓練に口つぼめ呼吸を積極的に組み込むことで、呼気時間が延長し、呼吸数が減少、さらに1回換気量が増加し、分時換気量上昇および機能的残気量低下が生じ、結果として、呼吸筋疲労の改善、運動耐容能およびADLが改善する。

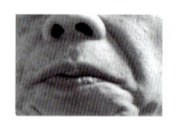

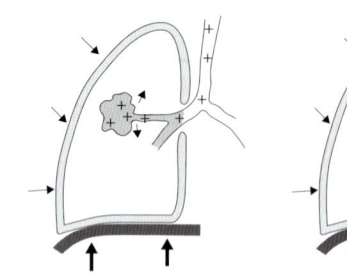

図55 COPD患者の口つぼめ呼吸の効果

　少し話はずれるが、同じような呼吸法が海女（あま）によって行われている。これは"磯笛"と呼ばれるもので、海面で呼吸を整えるために古くから使用されているものであり、その由来は口をつぼめることで"ヒューヒュー"という高い音が発生することにあると考えられている。これも呼吸困難を軽減するために経験的に会得された呼吸法なのであろう。海辺で聞く磯笛は、もの哀しく聞こえることから、"磯なげき"ともいわれる。

参考文献

Long DL, et al. 福井次矢ほか監訳. ハリソン内科学. 第4版. 東京：メディカル・サイエンス・インターナショナル；2013.

工藤翔二監修・編集. 呼吸器疾患診療マニュアル. 日本医師会雑誌2008；137巻特別号(2).

井上雄一, 山城義弘編. 睡眠時呼吸障害—Update：エビデンス・課題・展望. 東京：日本評論社；2002.

釘宮豊城, 土肥修司, 高橋成輔編. 図説最新麻酔科学シリーズ2：周術期管理. 東京：メジカルビュー社；1996.

呼吸リハビリテーションマニュアル—運動療法—. 東京：日本呼吸管理学会・日本呼吸器学会・日本理学療法士協会；2003.

VII. 呼吸と肥満

　多くの先進国で肥満は国民病であり、社会的にも多くの問題を投げかけている。肥満は病態的には体脂肪過多状態を指すが、多くの合併症を引き起こす。特に高脂血症、高血糖や高血圧などの合併症が糖尿病や冠動脈疾患、脳卒中などを二次的に招くことになる。肥満はまた、呼吸系に多くの負荷を与え低酸素血症を発生させるが、この低酸素血症が高血糖や高血圧を強力に助長することになる。

肥満の定義と日本の現状

　肥満とは、体の中に体脂肪が過剰に蓄積した状態と定義され、その診断には体型指数（body mass index：BMI）が使用されることが多い。BMIは体重を身長の2乗で割った値、すなわちBMI＝体重(kg)/身長(m)^{2}で表され、25以上を肥満、18.5未満をやせ、25未満18.5以上を適正体重としている。適正体重者（18.5≦BMI＜25）の割合は、15歳以上で66.7％（平成22年国民健康・栄養調査）である。また、男性では20〜60歳代の肥満が31.2％、女性では40〜60歳代の肥満22.2％となっている。健康日本21の最終評価では、20〜60歳代男性の肥満者がこの10年間で有意に増加しているものの、平成12年以降、それ以前の5年間に比べ、その割合の増加傾向が鈍化していることが指摘されている。

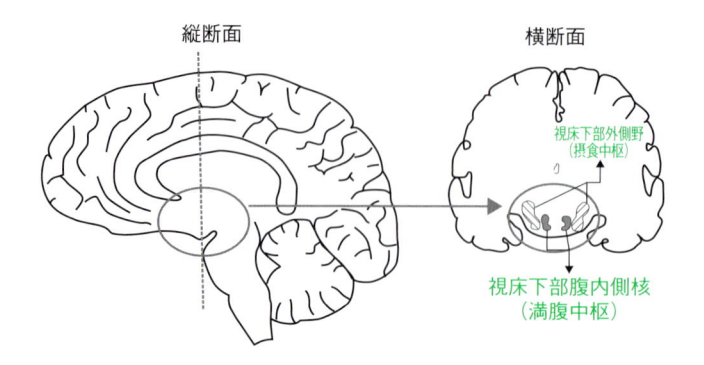

図56 摂食中枢および満腹中枢の解剖学的位置

肥満の要因

　肥満は慢性的な過食と運動不足が主な要因であり、さらに遺伝的要因が加わることで発症する。過食は摂食行動の異常であり、摂食調節に関しては古くから末梢説、すなわち摂食の調節は胃で行われるという説と、脳、特に視床下部で行われるという中枢説があるが、現在では中枢説が有力となっている。中枢説で中心となるのは視床下部外側野と腹内側核の役割であり、それぞれ摂食中枢、満腹中枢として働くとされている（図56）。

　これらの中枢は互いに抑制し合う関係、すなわち一方の活動が上昇すれば他方の活動が低下する関係を持っている。また、これらの中枢には化学受容器や温度受容器などが存在し、その受容器活動の状況で活動が亢進したり、低下したりする。空腹情報として摂食中枢を刺激する因子には血中グルコース、インスリンの濃度減少、グルカゴン、アドレナリン、遊離脂肪酸の濃度上昇、胃の空腹収縮などが知られている。一方、満腹情報としては血中グルコースやインスリンの濃度上昇、アドレナリン濃度低下など空腹情報と逆の要因が働く。さらに脂肪細胞から分泌されるレプチンは、

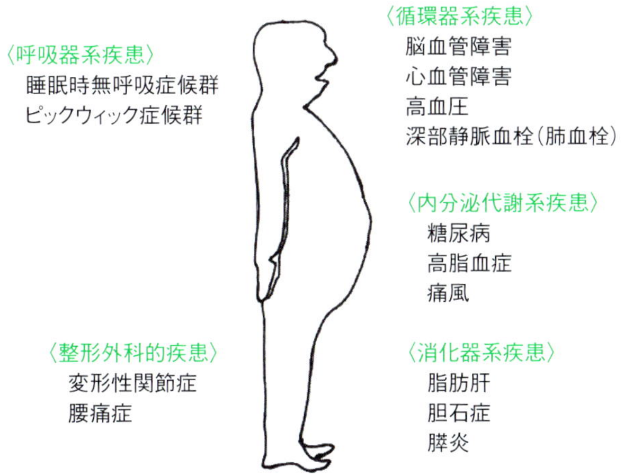

〈呼吸器系疾患〉
睡眠時無呼吸症候群
ピックウィック症候群

〈循環器系疾患〉
脳血管障害
心血管障害
高血圧
深部静脈血栓（肺血栓）

〈内分泌代謝系疾患〉
糖尿病
高脂血症
痛風

〈整形外科的疾患〉
変形性関節症
腰痛症

〈消化器系疾患〉
脂肪肝
胆石症
膵炎

図57　肥満による合併症

摂食中枢の抑制と満腹中枢の促進を介して摂食を抑制する。

肥満の呼吸への悪影響

　肥満は万病のもとといわれており、肥満による合併症は呼吸・循環系疾患から整形外科的疾患まで含まれる（図57）。特に肥満が呼吸に悪影響を及ぼすことは以前から知られていた。その代表的な疾患はピックウィック症候群といわれる病気であり、高度の肥満に加えて、異常な低換気、心不全がきわめて特徴的である。これらの症状の一部は睡眠時無呼吸症候群に由来すると考えられるが、肥満が呼吸のメカニクスに直接的な影響を与えることに由来している部分もある。

　肥満は内臓脂肪型と皮下脂肪型の2つのタイプに分けることができ、外見の違いから前者をリンゴ型、後者を洋ナシ型ということもある（図58）。一般的にメタボリックのリスクが高いのは後者のほうであり、呼吸への影響もより強いと考えられている。例えば、リンゴ型のヒトが仰臥位で睡眠

リンゴ型　　　洋ナシ型

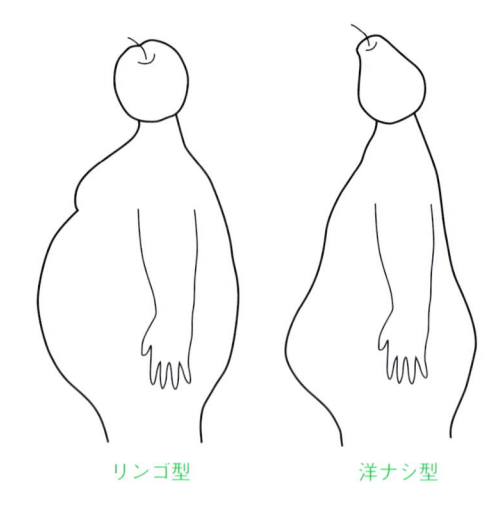

図58 肥満のタイプ

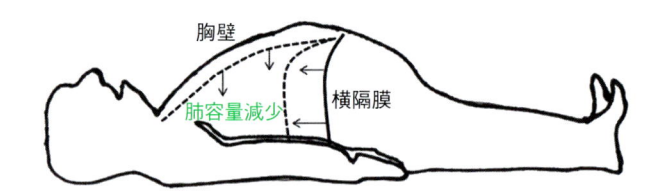

図59 肥満患者の仰臥位睡眠が肺容量に及ぼす影響

を取っている状況を想定すると、脂肪で増大した内臓は横隔膜を胸腔内側に圧迫し肺容量を減少させる。また、胸壁は重力の影響が働き肺容量の低下を助長する（図59）。さらに、脂肪により巨大化した内臓は呼吸系コンプライアンスを低下させ、健常人と比べて横隔膜を介した呼吸運動にはきわめて大きなエネルギーを必要とする。肺容量の低下は単にガス交換量の低下を招くだけではなく、肺の虚脱を招き、その結果として無気肺が発生し、肺シャントの増加、低酸素血症が発生する。特に仰臥位での睡眠は、無気肺発生の点からは生体にとって不利な体位といえる。

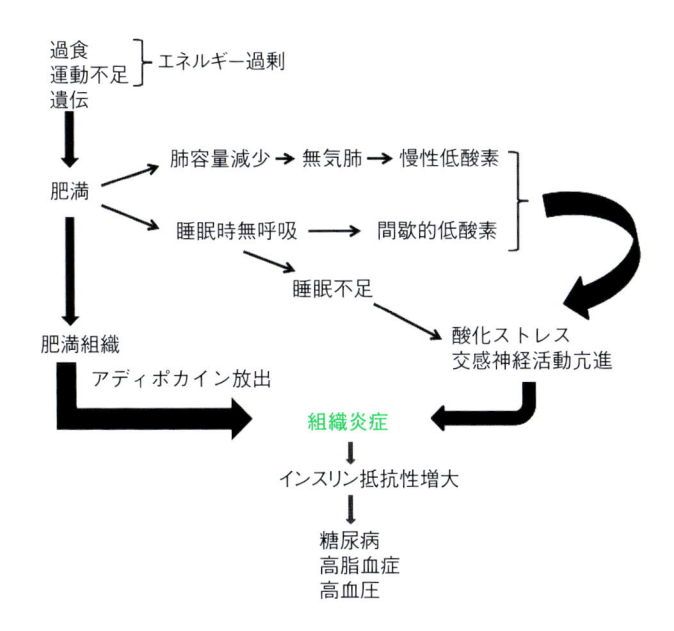

図60 肥満患者における組織炎症

　また、肥満者の頸部周辺の脂肪は、上気道の開存を障害して呼吸にきわめて大きな影響を及ぼす。これが睡眠時無呼吸症候群と強く関連することが近年明らかになった。肥満者で高血圧、虚血性心疾患が発生する要因としては、肥満そのものが炎症性サイトカインなどを放出すること、肥満に伴う直接的な低酸素血症の存在、睡眠時無呼吸による間欠的な低酸素血症と睡眠不足ストレスに炎症などが重なり合って、酸化ストレス、交感神経過剰興奮をもたらし、血管収縮や心虚血状態が発生するものと予想されている（図60）。

　場合によっては、これらの生体侵襲が腎障害を引き起こし、これによって高血圧が増強される可能性もある。最近の動物実験研究では、肥満でない動物でも、間欠的低酸素血症を誘発すると交感神経活動とは無関係にインスリン感受性の低下や末梢での糖利用低下を招くことが示されている。

やせるためには

　肥満治療の基本は、食事療法と運動療法である。食事療法にはまず、肥満患者自身が必要としている1日エネルギー量を理解することである。1日に必要なエネルギーは、標準体重(kg)に標準体重1kgに必要なエネルギー（軽労働：25〜30 kcal、普通の労働：30〜35 kcal、重労働：35 kcal）を掛け合わせたものである。例えば、体重60 kgのヒトが軽〜普通労働の場合、1日の必要なエネルギーは60 kg×30 kcal/kg＝1,800 kcalということになる。この必要なエネルギーを飲食物によって体内に取り入れることになるが、これらが過剰摂取となればエネルギーの蓄積が生じ、過体重、肥満となり、摂取不足なら体重減少、やせが発生することになる。食品に含まれるカロリーは想像以上に多く、親子丼一杯で約740 kcal、ビール大ジョッキ一杯でも約320 kcalにもなる。したがって、カロリー量摂取を考慮した食事が肥満防止にはきわめて重要である。

　運動はエネルギー消費量および基礎代謝率を上昇させると同時に、インスリン感受性の増大、脂肪合成酵素の活性抑制をもたらす。また、運動による筋肉量の増大により基礎代謝率が永続的に上昇し、エネルギー消費量を増大させる。しかし、運動だけで肥満を治療することは決して簡単ではない。例えば、体脂肪1 kgを減らすためには7,000 kcalを消費する必要があり、これをゴルフのような比較的軽い運動（250 kcal/時）で消費するには28時間連続して運動を行う必要がある。比較的最近の運動療法の身体活動指針は、中等度の運動を、体重増加予防には週150〜250分、減量には最低でも週150分以上、減量後の体重維持にも週200〜300分を必要とすることを強調している。また、肥満治療には日常生活の改善、特に食事と身体活動レベルの改善を目指した行動療法も必要となる。具体的には、肥満に対して悪影響を及ぼす食事習慣などを明らかにして、それらを改善するこ

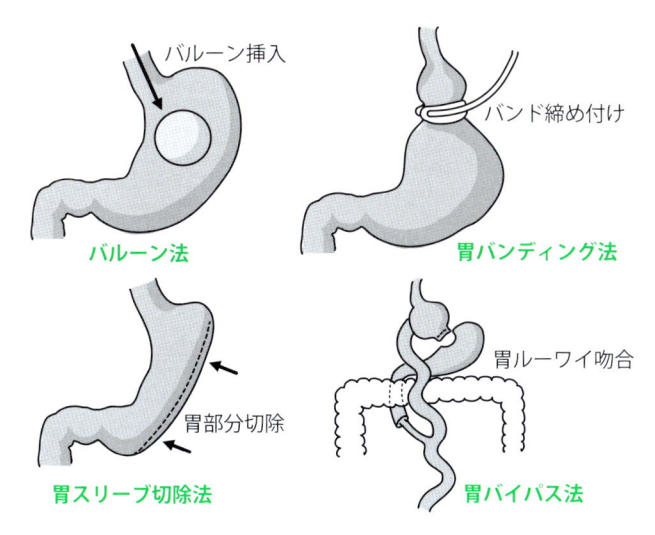

図61 肥満外科療法

とである。

薬物療法

わが国では薬物療法はそれほど普及しておらず、認可されている薬剤は食欲抑制剤であるマジンドールだけである。日本で行われた多施設二重盲検試験の結果からは、4.5 kgの体重減少が得られている。それ以外には胃消化管リパーゼ阻害薬であるオルリスタット、糖尿病薬であるメトホルミン、セロトニン・ノルアドレナリン再取り込み阻害薬であるシブトラミンなどがあるが、これらの効果は今後の評価を必要としている。

外科療法

BMI＞35 kg/m^2 以上の高度肥満に対しては、わが国においても外科的療

法が行われるようになってきた。外科的方法（図61）には、バルーン法、胃バンディング法、胃袖状切除術、胃バイパス法がある。バルーン法は正確には外科的方法とはいえないが、内視鏡を利用して胃内に長期間バルーンを留置する方法である。以前は開腹下で行われていた胃バンディング法や胃袖状切除術も、現在では主に腹腔鏡下で行われることが多い。減量手術の効果に関しては、欧米人を対象とした研究から、BMIにして 10 〜 15 kg/m^2、体重にして 30 〜 50 kg 程度の減量効果が得られることが報告されている。高度肥満に対する治療に関して、内科的療法で保険診療となる場合もあるが、外科療法を含めて、自費での診療となることが多い コラム32 。

コラム32　肥満治療の費用

　肥満の治療にいくら費用がかかるのであろうか。答えはピンからキリまでである。自己に厳しく、食事療法と運動療法を実行できる人は費用がほとんどかからない。しかし、他人の助けを必要とする場合、かなり費用はかかるようだ。一般にダイエット外来などでは、コンサルト料を含めて月に 1 〜 6 万円程度かかる。食欲抑制薬であるマジドールも保険外診療ならば月に数万円はかかることになる。美容外科などで脂肪を吸引すれば、1 か所 20 万円くらい請求される場合もあるようだ。現在のところ、高度な病的肥満の外科的治療は一部の施設では先進医療に組み込んで診療費を抑えた形で施行しているが、多くの施設では健康保険は適用されておらず、自費診療となっている。実際の費用は、外科的方法のバルーン法ではバルーンの購入費と入院費を含めて 40 〜 50 万円くらいである。そのほか、腹腔鏡下胃バイパス術の場合で 200 〜 220 万円、腹腔鏡下胃バンディング術手術 115 〜 135 万円、腹腔鏡下袖状胃切除術 200 万円前後が相場のようである。ただし費用は入院期間、合併症などによって大きく変動する。

参考文献

厚生労働省肥満ホームページ　http://www.mhlw.go.jp/topics/bukyoku/kenkou/seikatu/himan/about.html

齋藤　康,佐々木巖,宮澤佑次監修.肥満症の総合的治療ガイド.東京:日本肥満症治療学会;2013.

関　洋介,笠間和典.肥満症の外科療法.診断と治療2012;100:1881-9.

VIII. 麻酔と呼吸

　麻酔と呼吸にはきわめて深い関係がある。近代麻酔の発展はエーテル使用から始まるが、このエーテルは吸入麻酔薬であり、肺から吸収され血中に入り、脳に達して作用を発揮するものであった。また、麻酔は基本的には神経活動の抑制を引き起こすものであり、麻酔深度が深まればそれだけ神経活動も弱まり、結果として、麻酔の合併症といえば呼吸抑制と考えられるくらい呼吸調節系とも関連があった。事実、エーテル時代には自発呼吸の大きさや呼吸パターンは、麻酔の深度判定にも使われる重要なサインであった。

麻酔の発見

　今日の外科の進歩の裏には、麻酔学の進歩があったことは間違いない。全身麻酔が医療に導入されたのは19世紀になってからである。しかも、この全身麻酔の導入は、当時盛んとなった呼吸研究と無関係ではなかった。イギリスの化学者で発明家のハンフリー・デービー（Humphry Davy）は、治療目的の医療ガスを製造する過程で笑気（亜酸化窒素）の製造に成功した。このガスを実際の医療現場で使用したのが、アメリカの歯科医ウェルズ（図62）である。

　ウェルズは友人の抜歯を笑気を吸入させて行い、鎮痛作用のあることを確信した。その後、マサチューセッツ総合病院の外科医ウォーレンの患者で公開実験に臨んだが、失敗に終わった。その後ウェルズはクロロホルム中毒となり、最後は自殺するという悲惨な生涯を送った。しかし、初めて

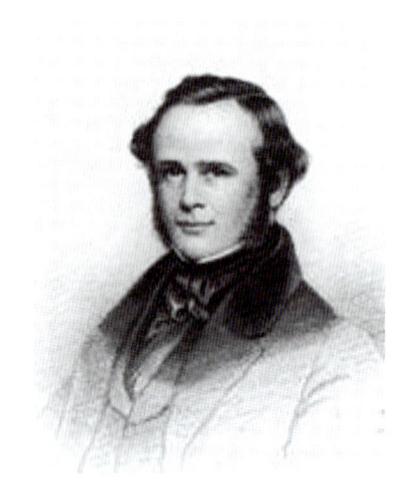

図62 ホーレス・ウェルズ（1815 〜 1848）像
（ウィキペディアより、ファイル：WellsHorace.jpg）

笑気を患者に使用したという彼の功績は、後にアメリカ歯科医師会およびアメリカ医師会で認められることになる。ウェルズの公開実験を見学していた歯科医モートン（図63）は、エーテル吸入が鎮痛作用としては笑気より優れていることを自分の患者で確かめた後、1846年にマサチューセッツ総合病院での公開実験に挑戦した。この実験は見事に成功し、このニュースは非常な勢いで全世界に伝えられることとなった。公開実験に使われた建物は保存され、彼の功績を讃える"エーテル・ドーム"として、記念碑的な存在となっている。モートンは麻酔法発見者・普及者としての名誉が与えられたが、エーテル麻酔の特許を巡っての長い訴訟争いとなり、晩年は恵まれなかった。アメリカで始められた全身麻酔は、笑気、エーテルとも吸入麻酔薬である。これらはいずれも肺から血液中に入り、脳に到達して作用を発揮するものである。ガス状態にすることで薬物が肺を介して血中に移行することを証明したのである。モートンの公開実験後、欧米ではトリクロロエチレン、シクロプロパンなどの吸入麻酔薬が出現したが、副作用や引火・爆発性などから、それほど一般化はしなかった コラム33 。

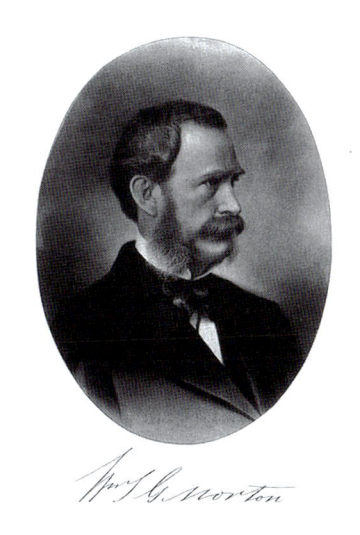

図63 ウィリアム・トーマス・グリーン・モートン（1819〜1868）像
（ウィキペディアより、ファイル：WilliamMorton.jpg）

吸入麻酔薬は20世紀になってハロゲン化物が出現し、今日につながっている。

コラム33　　　　　　　　　　　　　　**麻酔と呼吸に関連した素朴な疑問**

　テレビドラマや映画の犯罪シーンで、麻酔薬を浸したハンカチなどで口や鼻を塞ぐとただちに気を失うというのがときどき出てくるが、こんなことは本当にできるのだろうか？

　その答えはノーである。まず、麻酔薬であるが、エーテル、クロロホルムといった有機溶媒に麻酔作用があることは19世紀に発見され、麻酔薬として使用された時期もあったが、導入の遅さや合併症などから現在ではほとんど使用されていない。麻酔の導入は、現在では静脈麻酔薬を使用すれば20秒前後できわめて円滑に行われる。正確な気化器があれば、高濃度の吸入麻酔薬セボフルランで麻酔導入も可能であるが、麻酔科専門医などの熟練した技術が必要である。普通の人がハンカチにエーテルやクロロホルムを浸して、麻酔を導入しようとしても、まず不可能である。

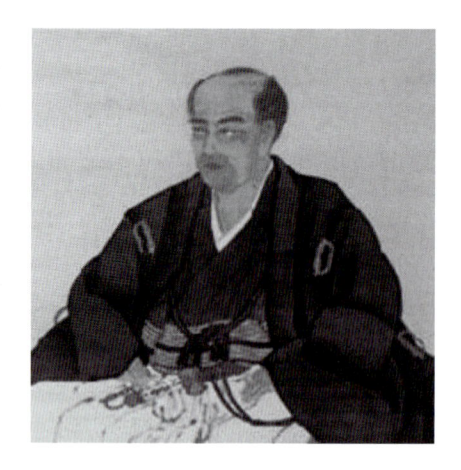

図64 華岡青洲（1760〜1835）像
（ウィキペディアより、ファイル：HanaokaSeishu.gif）

　欧米で発展した全身麻酔は吸入麻酔法が主であったが、わが国の全身麻酔法は独自の方向を歩いていた。エーテルの公開実験の40年前に、華岡青洲（図64）は経口の全身麻酔薬"通仙散"（別名：麻沸散）を開発し、文化元年（1804年）10月13日に全身麻酔下の手術を行った。これは記録に残るものとして世界で初めての全身麻酔による外科手術であった。

　なぜ経口の全身麻酔薬を開発しようとしたかであるが、当時、呼吸生理学が全く伝わっていなかった日本で吸入麻酔薬が発展する余地はなかったからであろう。華岡青洲は東洋医学とオランダ外科という西洋医学を学び、故郷和歌山県で開業し医療活動を行うと同時に多くの弟子を育てている。外科医として、手術での患者の苦しみを和らげ、命を救いたいとの一心から、全身麻酔の研究を重ね、朝鮮アサガオ、トリカブトを主成分とした薬草から煎じ薬として経口投与する全身麻酔薬"通仙散"を完成させ、最初に乳がん患者の手術に応用したのである。この全身麻酔薬の開発にあたっては、実母の於継と妻の加恵が実験台になったといわれている。妻の加恵は、この実験が原因で失明したといわれている。華岡青洲の偉業は世界的

には長い間知らされなかった。もちろん、当時は鎖国の時代であり、外国との交流はきわめて限られていたという理由があるが、ほかの理由の一つとして、青洲が全身麻酔の医術を門外不出としたことが挙げられる。青洲は門下生に、製造方法を家族や友人にすら教えてはならないと、血判まで提出させたのである。おそらく青洲は麻酔薬の危険性を十二分に理解していたのであろう。

麻酔による呼吸調節系の変化

一般的に麻酔薬の種類を問わず、麻酔状態は呼吸調節系を抑制する。呼吸調節系の中、化学調節系の抑制によって、血液中の二酸化炭素上昇や酸素低下があっても、呼吸の応答はなく、生体の状態の悪化が生じ、時間が長くなれば死に直結するようなことにもなる。これは麻酔による換気障害といわれるものである。神経性調節系の抑制では、呼吸防御反射の抑制により嚥下反射も咳反射も抑制された状態で、誤嚥を助長する状態となる。行動性調節も抑制されるため、苦しさも感じない代わり、生体にとっての警報もなく、身に起こっている危険を感知することもできない コラム34 。

コラム34　麻酔薬の残存効果

麻酔薬が化学調節系を抑制し呼吸を抑制することは古くから知られており、現在では麻酔中には気管挿管などで気道を確保され、さらに人工呼吸器や麻酔器を介した調節呼吸、あるいは補助呼吸で管理することが多く、臨床的な問題が発生することはきわめてまれである。問題は術後である。術後は普段の状態で自発呼吸をし、病室や回復室で観察を受けることになる。この時期に麻酔時に使用した麻酔薬や筋弛緩薬の残存があると、化学感受性は著しく低下し、二酸化炭素が上昇しても、低酸素状態になっても呼吸は増加せず、誰も気が付かないうちに重篤な状態になってしまうことがある。特に、静かな環境に置かれると、静かに低酸

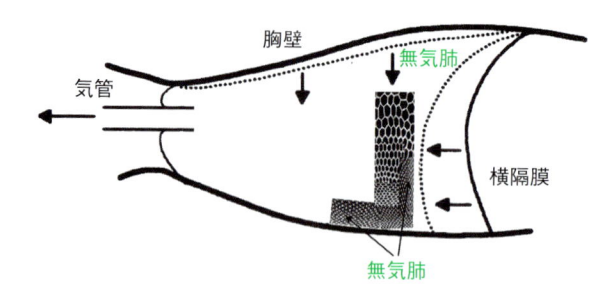

図65 麻酔による肺容量の減少
仰臥位にて麻酔開始と同時に横隔膜の頭側への移動および上部胸郭の下方移動が生じ、同時に機能的残気量レベルでの肺容量、特に横隔膜周辺および背部での肺容量が低下する。そのため無気肺が発生する。

素が進行するともいわれている。麻酔薬の残存効果による副作用を防ぐ意味から、術直後は患者の周りは少し騒がしいほうがよいとの意見もある。

麻酔による呼吸メカニクスの変化

　麻酔は麻酔薬の種類の違いによって多少の差はあるが、一般的に呼吸筋だけではなく平滑筋も抑制する。したがって、肺内にガスの出入りが存在する場合、気体の圧、量、流量など換気力学における基本的測定量に影響を及ぼすことになる。これら呼吸メカニクスの変化は、呼吸出力や呼吸パターンにも影響を与え、麻酔管理上は重要な事柄となる。例えば、麻酔導入と同時に横隔膜は頭側に移動し、上部胸郭は下方に移動することで肺は潰れやすい状態となる（図65）。このような変化は、肥満患者が仰臥位になった状態ときわめて似ている。実際に肺が潰れてしまうと、肺シャントが発生し動脈血全体の酸素レベルを下げるようになり、いくら高濃度の酸素を投与しても酸素が吸収されない状態が続くのである。このように麻酔は、簡単に酸素化障害の状態を作り出す。もちろん、酸素化障害は麻酔以外の原因でも発生する。

麻酔関連薬物の気道抵抗に与える影響

　麻酔は体に悪いことしかしないかというと、そんなことはない。麻酔が体に有利な効果を及ぼすことも多い。例えば、麻酔時に使用される薬物は気道抵抗を変化させる可能性があるが、これは気道平滑筋の緊張を変化させることによって生じるものと考えられている。その機序として、気道反射の変化、気道平滑筋への直接的影響、炎症性メディエータの放出への影響などが挙げられる。著者自身も術中発生した重篤な喘息発作に対して、考えうるすべての治療を行っても改善しなかった症例で、最後の手段として高濃度の吸入麻酔薬を使用したところ劇的な改善を見たという経験がある。吸入麻酔薬が気道抵抗を減少させることは麻酔の専門家にはよく知られているが、その作用機序でもっとも重要なのは気道反射の抑制と考えられている。臨床的には、気道過敏性が亢進した患者で、気管挿管操作などの気道刺激による気管支収縮をいかに防止するかが麻酔管理上の問題点となるが、十分な麻酔深度を吸入麻酔薬で保つことで気道収縮を防止できる。また、吸入麻酔薬が少なからず直接的に気道平滑筋を弛緩させる作用を有することも、喘息患者や慢性気管支炎患者などで好んで吸入麻酔が使用される理由となっている。

　バルビツレートのような静脈麻酔薬についても、気道反射を抑制できる十分な麻酔深度を保つかぎりにおいては、喘息発作などを防止できると考えられているが、少しでも浅麻酔状態になると気道反射は防止できず、かつ本来薬物が有しているヒスタミン遊離作用などの影響によって気管支収縮が表面化すると考えられている。現在臨床でもっとも頻繁に使用されている静脈麻酔薬プロポフォールには、ヒスタミン遊離作用はなく、かつ軽度な気道平滑筋弛緩作用があるため、バルビツレートよりは喘息患者の麻酔には有利であると考えられる。最近麻薬に指定されたケタミンには、気

道平滑筋弛緩作用があることはよく知られており、喘息患者ではたびたび使用されている。ケタミンの気道平滑筋弛緩作用のもっとも特徴的なことは、この作用が交感神経活動を抑制するβ遮断薬で抑制されることであり、ケタミンの交感神経刺激作用が気道平滑筋弛緩に関わっている可能性が示唆されている。

筋弛緩薬の気管支平滑筋に対する効果は、ヒスタミン遊離作用と副交感神経末端部における作用の両方を考慮する必要がある。古くから使用されていた筋弛緩薬クラーレやガラミンは、それぞれヒスタミン遊離作用およびシナプス前のムスカリンM_2受容体の遮断によって、理論的には喘息を悪化するとされている。近年、使用頻度の多いベクロニウムやロクロニウムはヒスタミン遊離作用もM_2受容体遮断作用も弱く、臨床的には問題ないとされている。脱分極性筋弛緩薬の代表的なものであるスキサメトニウムも副交感神経末端部におけるアセチルコリン作用を増強して、一過性の気道平滑筋収縮を招く可能性がある。筋弛緩拮抗薬であるネオスチグミンやフィゾスチグミンも副交感神経末端部におけるアセチルコリン作用を増強して気管支平滑筋緊張を亢進させる薬物として知られているが、理論的には同時に用いるアトロピンの投与によって、この作用を最小限に抑えることが可能である。

周術期の低酸素性肺血管収縮

周術期の無気肺や片肺換気時に対して、低酸素性肺血管収縮の存在は低酸素の重篤化を防止する意義があると考えられている。一方、周術期に使用されるいくつかの薬物は低酸素性肺血管収縮を抑制することが知られている。代表的なものは吸入麻酔薬であり、一般的に用量依存的に低酸素性肺血管収縮を抑制する。かたや、静脈麻酔薬では抑制作用は弱いと考えられている。そのほか、虚血性心疾患で使用されるニトログリセリンやニト

ロプルシド、カルシウム拮抗薬のような血管拡張薬は低酸素性肺血管収縮を抑制し、非ステロイド性抗炎症薬は低酸素性肺血管収縮を増強することが知られている。

呼吸器外科手術と麻酔

　肺を中心とした呼吸器に病変がある場合には、一般的な外科手術とは異なる、ある意味では特殊な知識や技能を求められることがある。例えば上気道に病変があれば、術野が気道と重なるため、気道確保をどのように行うかが手術の成否に関わってくる。肺に病変がある場合には、肺が動く状態では手術は難しく、動く肺をある一定時間、静止状態に保つ必要がでてくる。人工心肺を併用すれば、これは可能であるが、人工心肺の使用は特殊なケースに絞られている。

　現在広く行われているもっとも一般的な方法は、分離肺換気である。これは一側肺を虚脱させ動かさないようにし、もう一側の肺だけで換気を行う片肺換気と呼ばれる換気方法に代表される。分離肺換気を行うには、ダブルルーメンチューブと呼ばれる特殊なチューブや、気管支ブロッカーと呼ばれる器具が必要となる（図66）。これらの器具は、術野を静止状態に保つためだけでなく、病変部からの出血や分泌物が健常な肺に流れ込まないように患部を隔離させる目的で使用することもある。また、手術操作によってチューブの位置やバルーンの位置が容易にずれることもあり、これによって気道閉塞や気管支損傷を引き起こす可能性もある。片肺換気中は潰れた肺に血液が流れる、いわゆる肺シャントの増加により低酸素状態になったり、手術操作中に心臓の圧迫による心抑制なども発生したりする可能性があり、一般手術にはない麻酔管理リスクが存在する。

(a) (b)

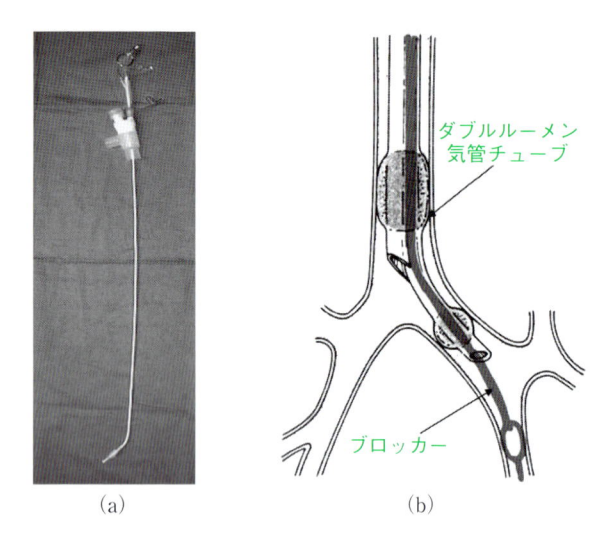

図66 分離換気用に使用されるチューブおよびブロッカー
(a) 気管支ブロッカー
(b) 気管支チューブおよび気管支ブロッカー使用による選択的気管支ブロック

参考文献

Keys TF. 山村秀夫, 森川賢一訳. 麻酔の歴史. 克誠堂出版；東京：1967.

小川節郎, 新宮　興, 武田純三, 西野　卓編. 麻酔科学スタンダードⅢ基礎. 克誠堂出版；東京：2004.

西野　卓. 麻酔管理に役立つ呼吸生理. 麻酔 2010；59 増刊：S147-56.

Nunn JF. Applied respiratory physiology. 3rd ed. Oxford：Butterworths；1987.

IX. 呼吸器系のあまり知られていない機能（非呼吸性機能）

代謝臓器としての肺

　肺がガス交換臓器としての役割を果たしていることは広く知られているが、肺には非呼吸性機能というべき多様な機能が備わっていることは意外と知られていない。これらのうち肺で営まれる代謝は、多くの薬物の効果に影響を与える重要な因子である。肺が活発な代謝臓器であることは、肺組織の酸素や糖の利用状況から明らかである。酸素利用についていえば、肺は脾臓、横隔膜、小腸、膵臓などとほぼ同等であり、腎臓、脳、心臓などの代謝が盛んな臓器と比較すると、これらの臓器の25〜50％くらいである。

　肺における代謝のうち、脂質代謝は特に重要であると考えられている。これは肺表面活性物質（肺サーファクタント）が肺胞II型細胞から生成分泌されていることと関連している。表面活性物質の主成分は飽和レシチンであり、レシチンはコレステロールをはじめとする脂質代謝や、細胞膜生成に欠かせないグリセロリン脂質の一種である。投与された薬物の多くは、肝臓で代謝されることはよく知られているが、薬物の種類によっては肺での代謝が肝臓における代謝同様に重要である場合がある。しかし、中にはアドレナリンやドパミンなどのように、静脈内投与しても肺での影響を受けずに肺を通過するだけの物質もある。一方、セロトニン、ノルアドレナリン、ブラジキニン、プロスタグランジン、アンギオテンシンのような内

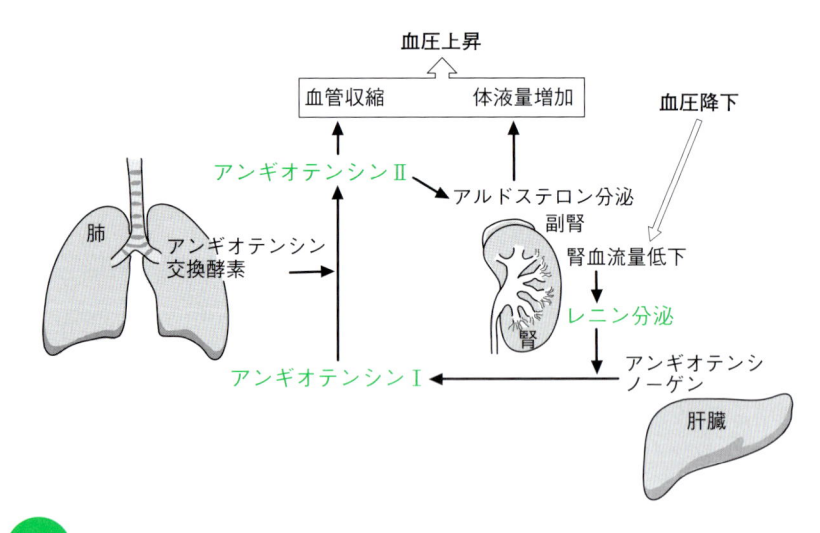

図67 レニン・アンギオテンシン系による血管収縮調節

因性物質は肺で強い影響を受ける。つまり、肺での物質代謝には選択制がある。例えば、ヒトにセロトニンを静脈注射すると1回の肺の通過で65％が取り除かれるといわれている。このセロトニンの不活性化は内皮細胞の酵素によって行われており、酵素を阻害する薬物を投与すると血液中セロトニンレベルが上昇する。セロトニンレベルの急激な上昇は血小板凝集亢進を招き、血栓ができやすい状態となる。

　肺の内因性物質への影響でもっともよく知られているのは、アンギオテンシンへの影響である（図67）。例えば、血圧が低下すると腎血流が低下し、これによってレニンと呼ばれるホルモンが腎臓から分泌される。このレニンは肝臓で生成されたアンギオテンシノーゲンをアンギオテンシンⅠに変化させる。さらにアンギオテンシンⅠは肺血管内皮細胞に局在するアンギオテンシン交換酵素の影響でアンギオテンシンⅡに変換され、血管収縮とアルドステロンと呼ばれるホルモン分泌に関与する。アンギオテンシン交換酵素阻害薬は高血圧治療薬として臨床でも使用されているが、これはアンギオテンシンⅡによる血管収縮を抑制することによるものである。

また、アンギオテンシン変換酵素は、キニナーゼⅡとして、ブラジキニンやサブスタンスPという物質を分解する働きもある。ブラジキニンやサブスタンスPは咳を誘発する物質で、アンギオテンシン交換酵素阻害薬がそれらの物質の過剰産生を招き、その結果、空咳を誘発することが知られている。降圧薬を服用したあと咳が頻発するようになった患者さんがいれば、どのような種類の降圧薬を飲んでいるかを聞いてみるとよい。多くの場合、アンギオテンシン交換酵素阻害薬である。空咳は若い女性に比較的多く見られ、閉経後や高齢者では少ない。また、咳の誘発効果を利用した誤嚥性肺炎防止効果が期待できる。ARDSなど広範な肺障害が存在する状態では、当然ながら、肺の代謝機能は低下する。

薬物投与経路

　肺を含む呼吸器系は血流量が多く、薬物投与経路として昔から使われていた。例えば、薬物を煙の形で吸入させ、治療に用いる方法は紀元前からあった。タバコの栽培も南米アンデスでは紀元前5000〜3000年にすでに行われていた。現在でもコカインなどを鼻から吸入するやり方は、欧米の映画にしばしば登場する。19世紀に吸入麻酔薬が出現してからは、薬物の経肺投与は臨床では定着した。しかし、呼吸器系からの薬物投与は、気化させたり、噴霧したりなどの特殊な技術を必要とし、すべての薬物を呼吸器系から吸収させることはかなり難しいといえる。一方、経口ルートは便利なうえに、安全で費用も安いため、もっとも利用される投与法である。
　一方、経口投与された薬は、口から胃を通過し、小腸で多くが吸収されるが、標的部位に運ばれる前に、腸壁と肝臓で代謝のプロセスを経て薬の有効濃度が十分に高くならない場合がある。消化管で吸収されにくい薬、吸収が不安定な薬、胃酸や胃の消化酵素で破壊される薬などは、呼吸器系を投与経路として使用することがある。事実、消化管からほとんど吸収さ

れないタンパク性医薬品の投与経路として経肺吸収は有用である。このような見地から、吸入型インスリン（エクスベラ®）が臨床でも使用されるようになったが、市場規模が小さいことから発売停止となった。現在使用されている呼吸器系を介して投与される薬物は、点鼻投与の抗利尿ホルモン（デスモプレシン）、性腺刺激ホルモン放出ホルモンの誘導体（酢酸ブセレリン）、喘息治療のための吸入薬および噴霧薬、一部の抗ウィルス薬（抗インフルエンザ薬リレンザ®）などである。

代替医療と呼吸

　西洋医学を中心とした通常医療に対比して、代替医療（alternative medicine）と呼ばれる医療が存在する。比較的最近では、代替医療は補完医療や相補医療と呼ばれることも多くなった。これらの医療の中には多少怪しげな民間療法もあるが、わが国における漢方医学のように、西洋から新しい医学が入る前にはむしろ主流であった医療もある。代替医療の範囲は広く、世界の伝統医学・民間療法に加えて、食事療法、免疫療法、精神・心理療法など考えうるすべての療法が含まれるが、呼吸と関連づけた療法も多い。

　その中で、気功は呼吸ともっとも関連が強く、中国伝統の療法であることも相まって、わが国では比較的よく知られている。気功は少林寺拳法や合気道などの武道の呼吸法とも共通するものを持ち、しばしば武道の一種と見なされがちであるが、基本は心身のリラックスをねらった呼吸を中心とした養生法である。この点ではインドにおけるヨーガや、禅、合気道などとも共通している。これらで用いられる呼吸法は随意的に行う呼吸法で、多くは腹式呼吸法である。マスコミなどでしばしば話題となる西野流呼吸法も、気功の考えに基づいて作られた呼吸法である。ちなみに、この呼吸法を創作した西野皓三氏と本書の著者は苗字が同じである以外、何の関係

もない。これらの呼吸法が生み出す効果を科学的に証明しようとする研究もあるが、実際にどの程度アンチエイジングやがん予防などに効果があるかは十分に証明されたとはいえない。しかし、これらがまやかしであるという証明もない。禅などの瞑想中には、セロトニンなどの脳内物質が分泌されることは科学的に証明されており、心身のリラックスが生じる呼吸法で、脳内に何らかの変化が発生することは十分ありうることである コラム35 。また、ラマーズ法と呼ばれる呼吸法も、この呼吸法が脳内の変化をもたらし心身のリラックスが発生し、その結果、お産の痛みや恐怖を最小限にするものと思われる。

コラム35　座禅の呼吸法とセロトニン

　座禅の丹田呼吸法を一定時間行うと、脳波に変化が現れ、心がリラックスして心身ともにすっきりした状態になるといわれている。丹田呼吸法は、臍の下（丹田）の腹筋を意識的にゆっくりしたリズムで大きく動かす呼吸法である。この呼吸法で心身が元気になる状態は、脳内のセロトニン神経の活性化が関与し、その結果として大脳皮質全体の賦活化が生じると説明されている。セロトニン神経の活性化には丹田呼吸法以外ではリズミックな咀嚼、歩行、運動（特にフラダンス）などが有効といわれている。また、セロトニン神経の活性化は、不安やパニックを抑え、内因性の鎮痛効果とも関係している。

参考文献

有田茂穂編．呼吸の辞典．東京：朝倉書店；2006.

Massaro D, editor. Lung cell biology. New York：Marcel Dekker；1989.

Bakhle YS. Pharmacokinetic and metabolic properties of lung. Br J Anaesth 1990；65：79-93.

西野　卓．肺の代謝と麻酔．Pharmacoanesthesiology 1997；10：65-8.

Ohnishi ST, Ohnishi T. The Nishino breathing method and ki-energy（life-energy）：A challenge to tradition scientific thinking. eCAM 2006；3：191-200.

エピローグ

　大学を定年退職してから2年が経過した。大学在職中には呼吸生理に関する研究を行い、学生や研修医さらには専門家向けの教科書の分担執筆もしたが、一般の人が読んでくれるような呼吸生理の執筆はしなかった。定年後に少し暇になったこともあり、専門家以外の人でも理解できるような解説書のようなものを是非書いてみたいと思って、本書の執筆を始めたが、専門的な内容を分かりやすく噛み砕いて書くことは、専門的な論文を書くよりも難しいことを痛感した。結局、面白おかしく書くという最初の方針からは遠く外れ、教科書的な内容になってしまったが、自分としては呼吸の分野全体を広く含む内容になったと思っている。

索　引

あ
アスベスト　112
アスペルギルス　107
圧縮空気　84
圧傷害　122
アデノシン三リン酸　52
アレルギー性炎症　96
アンギオテンシン　147
　　──交換酵素阻害薬　148
アンチエイジング　151

い
息　iii
移行部　34
胃消化管リパーゼ阻害薬　133
胃袖状切除術　134
磯なげき　126
磯笛　126
1回換気量　63
胃バイパス法　134
胃バンディング法　134
噫　96
イリタント受容器　87

う
ウィンターシュタイン　15
ウェルズ　137
産声　71
運動指令中枢　76
運動耐容能　125
運動適応　76
運動能力　77
運動療法　132

え
液性免疫　22
エコノミー症候群　114
エストロゲン　96
鰓　42
エリスロポエチン　49
嚥下反射　20

延髄腹側部　18
延髄網様体　5

お
横隔膜　8
　　──ペーシング　26, 74
オンディーンの呪い　72

か
外傷性気胸　110
化学感受性　61
化学受容器　13, 14
化学調節　6, 15
過換気症候群　56, 88
下気道　33
拡散障害　65
拡散能力　65
喀痰塗抹培養　105
ガス交換　iii
　　──面積　44
ガス分圧　11
ガスメディエータ　66
かぜ症候群　103
家族性赤血球増加症　49
下大静脈フィルタ　114
喀血　91
ガフキー検査　105
ガフキー号数　105
鎌状貧血　47
ガラス電極　18
カリウム欠乏　56
換気　5
　　──血流比　39
　　──亢進　80
　　──亢進過程　81
　　──障害　119
間欠の低酸素血症　131
還元ヘモグロビン　50
間質性肺炎　109
緩衝作用　53

153

き

気管支炎　95
気管支拡張症　91, 95
気管支拡張薬　100
気管支喘息　99
気管挿管操作　143
気功　150
気道　33
　　——違和感　87
　　——過敏性　143
　　——内圧　30
　　——反射　19
　　——分泌　22
　　——平滑筋　36
　　——防御反射　19
　　——保護　23
　　——保持　33
気嚢　42
機能的残気量　10
吸気筋　10
吸光度　51
急性喉頭蓋炎　103
急性肺血栓塞栓症　113
吸入麻酔薬　138
胸郭　31
胸痛　85
胸部狭窄感　94
胸膜　31
　　——腔内圧　31
虚脱性肺傷害　122
筋委縮性側索硬化症　118
筋弛緩拮抗薬　144
緊張性気胸　111

く

空気感染　104
空気飢餓感　94
くしゃみ　90
口つぼめ呼吸　125
クラーレ　144
グリコーゲン　9
グリセロリン脂質　147
クリプトコックス　107
クレアチンリン酸系　77

け

頸動脈小体　12
経肺吸収　150
経皮的心肺補助装置　41
血管拡張薬　145
血色素緩衝系　53
血漿タンパク緩衝系　53
血痰　91
血中乳酸蓄積開始点　77
減圧症　83
減圧速度　83
嫌気性解糖　52
嫌気性代謝　77

こ

抗アセチルコリン受容体抗体　118
高圧環境　81
抗ウィルス薬　103
構音運動　24
構音器官　23, 24
口蓋垂軟口蓋咽頭形成術　117
抗結核薬　105
抗コリン薬　100
抗酸菌　104
高所順化　79
高所適応　78
高地住民　49
行動性調節　6
喉頭閉鎖反射　20
高二酸化炭素血症　12
抗利尿ホルモン　150
誤嚥　21
誤嚥性肺炎　21
呼気筋　10
呼気終末陽圧　30
呼吸管理療法　110
呼吸困難　12, 92
呼吸性アシドーシス　54
呼吸性アルカローシス　54
呼吸生理学　iii
呼吸窮迫症候群　71
呼吸中枢　6
呼吸調節　5
呼吸パターン　28
呼吸補助筋　8

呼吸メカニクス　142
呼吸抑制作用　61
呼吸律動性活動　74
呼吸リハビリテーション　102, 124
混合性睡眠時無呼吸症候群　115

さ

再呼吸法　59
再生医療　123
臍帯　69
在宅酸素療法　102
細胞外液　55
作業閾値　77
嗄声　97
サブスタンスP　149
酸塩基平衡障害　56
酸化ストレス　131
酸化ヘモグロビン　50
残気量　64
酸素　2
　——運搬量　44
　——化障害　119
　——消費量　44
　——親和性　47
　——中毒　83
　——飽和度　50

し

シーパップ　29
子宮内胎盤　69
死腔　38
仕事感　94
自己免疫疾患　118
自然気胸　110
死前喘鳴　95
質量保存の法則　3
自発呼吸　7
　——リズム　32
シブトラミン　133
脂肪合成酵素　132
しゃっくり　91
重炭酸イオン　45
重炭酸緩衝系　53
終末細気管支　34
重力　38

主呼吸筋　8
上気道　33
　——開存　74
　——筋群　74
　——粘膜浮腫　96
　——保持　74
小細胞肺がん　111
情動　25
静脈麻酔薬　143
食事療法　132
食道発声　25
食欲抑制剤　133
神経筋接合部　118
神経性調節　6
人工呼吸関連肺傷害　122
人工呼吸器　7, 26
人工赤血球　46
人工臓器治療　124
人工多能性幹細胞　121
人工肺　40
　——サーファクタント　36
心肺蘇生　45

す

睡眠時無呼吸症候群　30
睡眠ポリソムノグラフィ　116
スパイロメトリー　62

せ

成人ヘモグロビン　47
性腺刺激ホルモン放出ホルモン　150
生体肺移植　123
声門　24
咳受容器　89
咳反射　20
赤筋　9
摂食中枢　128
摂食調節　128
セロトニン　147
全身持続力トレーニング　125
潜水反射　82
潜水病　83
喘息　36, 95
　——発作　99
先天性心疾患　81

喘鳴　95
線毛運動　22

そ
組織呼吸　2
ソフトウエア　5

た
体外膜型肺　40
胎児　69
　──循環　70
　──ヘモグロビン　47
代謝性アシドーシス　55
代謝性アルカローシス　55
帯状回　25
帯状疱疹　86
　──後痛　86
体性幹細胞　124
代替医療　150
大脳感覚領域　93
大脳辺縁系　25
多剤耐性結核菌　106
脱二酸化炭素化　40
脱分極性筋弛緩薬　144
ダブルルーメンチューブ　145
炭酸脱水酵素　45

ち
チアノーゼ　50
チェーンストークス呼吸　73
窒素麻痺　83
中空糸膜　40
中枢化学受容器　14
中枢性肺胞低換気症候群　73
中枢性無呼吸　72
調節呼吸　26
朝鮮アサガオ　140

つ
通仙散　140

て
低圧環境　81
低酸素換気応答　59
低酸素血症　12

低酸素性肺血管収縮　39, 144

と
透過光強度　51
導管部　34
動脈血酸素分圧　120
トリカブト　140
努力非依存性　64
トロメタモール　57

な
内臓脂肪型　129
軟骨性支持組織　34

に
二酸化炭素　2
　──換気応答　59
乳酸性閾値　77

ね
ネガティブ・フィードバック
　システム　15
燃焼　iii

の
脳死　7
　──肺移植　123
脳脊髄液　14
　──の酸性度　18
ノルアドレナリン　147

は
ハードウエア　5
肺アスペルギルス症　108
肺移植　123
　──患者　92
肺活量　62
肺気腫　101
肺機能検査　59
肺魚　42
肺クリプトコックス症　108
肺結核　91
肺血栓塞栓症　113
肺呼吸　2
肺コンプライアンス　35

肺サーファクタント　35
杯細胞　21
肺サルコイドーシス　113
肺シャント　38
肺循環　37
肺真菌症　107
胚性幹細胞　121
胚生殖細胞　124
肺線維症　120
肺腺がん　112
肺動脈　37
肺扁平上皮がん　112
肺胞内酸素分圧　120
肺胞毛細血管膜距離　44
ハイマンス　12
白筋　9
バッキング　27
発声器官　23
華岡青洲　140
バルーン法　134
パルスオキシメータ　50
バルビツレート　143
反回神経　97
反応理論　16

ひ
ピープ　29
皮下脂肪型　129
非呼吸性機能　147
非小細胞肺がん　111
ヒスタミン受容体　90
ヒト型結核菌　104
飛沫核感染　104
肥満　127
　　──細胞　90
表面張力　35
日和見（ひよりみ）感染症　108

ふ
ファイティング　27
不揮発性酸　54
不均等　39
腹筋　8
ブラジキニン　147, 149
フローボリューム曲線　64

プロスタグランジン　147
プロポフォール　143
分時換気量　63
分泌物亢進　95
分離肺換気　145

へ
閉塞性無呼吸　72
　　──症候群　74
ヘモグロビン　44
　　──異常症　47
ヘルペスウィルス　86
扁桃体　25

ほ
ボイル・シャルルの物理学的法則　82
補助呼吸　26

ま
末梢化学受容器　14
末梢気道　33
麻薬　61
マラリア　48
慢性気管支炎　101
慢性肺血栓塞栓症　113
慢性閉塞性肺疾患　64
満腹中枢　129

み
ミオクローヌス　91
ミオグロビン　9, 49
未熟児無呼吸　71
ミトコンドリア　52

む
無気肺　30
無呼吸反射　20
無酸素性閾値　78
無酸素性代謝　77
無酸素登頂　79
ムスカリンM_2受容体　144

め
迷走神経　89
メディエータ　99

メトホルミン　133
メンデルソン症候群　109

も
毛細血管床減少　101
モーターコマンド説　93
モートン　138

や
薬物療法　110

ゆ
有酸素機構　52
有酸素代謝　57

よ
陽圧人工呼吸　29
予備吸気量　64
予備呼気量　64

ら
ラヴォアジェ　2
ラマーズ法　151
卵円孔　69

り
量傷害　122
リン酸緩衝系　53

れ
レニン　148
レプチン　128

ろ
老人性肺炎　21
肋間筋　8

数字・欧文

2,3-DPG　48

Aδ（エーデルタ）受容器　85
ADL　124
ALS　118
ARDS　110
AT　77
ATP　52

β刺激薬　100
BMI　127

CO_2電極　18
CO_2ナルコーシス　102
C線維受容器　85

DOTS　105
D-ダイマー　114

ECMO　40
ES細胞　121

iPS細胞　121

MRSA　121

N95マスク　106
nasal-CPAP法　116

PCPS　41
PM2.5　112

RDS　71

VRE　121

《著者略歴》

著者氏名　　西野　卓
　　　　　　ニシノ　タカシ
生年月日　　昭和22年2月22日
現住所　　〒157-0065　東京都世田谷区上祖師谷1-23-4

昭和47年3月　　千葉大学医学部卒業
昭和47年6月　　医師免許
昭和47年6月　　千葉大学医学部附属病院医員（研修医）
昭和48年4月　　文部教官千葉大学助手（麻酔科）
昭和49年7月　　Royal Victoria Hospital（Montreal）麻酔科レジデント
昭和50年4月　　麻酔科標榜医
昭和52年4月　　千葉大学医学部助手（第2生理学講座）
昭和52年7月　　University of Pennsylvania, Postdoctoral fellow
昭和56年6月　　医学博士（千葉大学）
昭和56年7月　　千葉大学医学部講師（第2生理学講座）
昭和57年4月　　千葉大学医学部附属病院講師（麻酔科）
昭和58年1月　　麻酔指導医
昭和60年8月　　国立がんセンター手術室医長
昭和63年9月　　臨床修練指導医
平成4年7月　　国立がんセンター東病院麻酔科医長
平成6年8月　　千葉大学医学部麻酔学講座教授
平成13年4月　　千葉大学大学院医学研究院麻酔学領域教授
平成24年3月　　定年退職
平成24年4月　　国際医療福祉大学臨床研究センター　公益法人化学療法
　　　　　　　研究所附属（化研）病院院長

呼吸を科学する―息の長い話―　　　　　　　　＜検印省略＞

2014年11月1日　第1版第1刷発行

定価（本体3,200円＋税）

　　　　　　　著　者　西　野　　　卓
　　　　　　　発行者　今　井　　　良
　　　　　　　発行所　克誠堂出版株式会社
　　　　　　　〒113-0033　東京都文京区本郷3-23-5-202
　　　　　　　電話（03）3811-0995　振替00180-0-196804
　　　　　　　URL　http://www.kokuseido.co.jp

ISBN978-4-7719-0434-7　C3047　￥3200E　　印刷　新協印刷株式会社
Printed in Japan ©Takashi NISHINO, 2014
・本書の複製権・翻訳権・上映権・譲渡権・公衆送信権（送信可能化権を含む）は克誠堂出版株式会社が保有します。
・本書を無断で複製する行為（複写, スキャン, デジタルデータ化など）は, 「私的使用のための複製」など著作権法上の限られた例外を除き禁じられています。大学, 病院, 診療所, 企業などにおいて, 業務上使用する目的（診療, 研究活動を含む）で上記の行為を行うことは, その使用範囲が内部的であっても, 私的使用には該当せず, 違法です。また私的使用に該当する場合であっても, 代行業者等の第三者に依頼して上記の行為を行うことは違法となります。

・JCOPY　＜（社）出版者著作権管理機構　委託出版物＞
　　本書の無断複写は著作権法上での例外を除き禁じられています。複写される場合は, そのつど事前に（社）出版者著作権管理機構（電話03-3513-6969, Fax 03-3513-6979, e-mail：info@jcopy.or.jp）の許諾を得てください。